BestMasters

Klaus-Dieter Neander

Streitschlichtungsverfahren in Kliniken

Stellenwert und Perspektive von Mediation

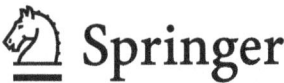 Springer

Klaus-Dieter Neander
Jura
FernUniversität Hagen
Hagen, Deutschland

ISSN 2625-3577 ISSN 2625-3615 (electronic)
BestMasters
ISBN 978-3-658-49076-8 ISBN 978-3-658-49077-5 (eBook)
https://doi.org/10.1007/978-3-658-49077-5

Die Deutsche Nationalbibliothek verzeichnet diese Publikation in der Deutschen Nationalbibliografie; detaillierte bibliografische Daten sind im Internet über https://portal.dnb.de abrufbar.

Planung/Lektorat: Renate Scheddin
Springer ist ein Imprint der eingetragenen Gesellschaft Springer Fachmedien Wiesbaden GmbH und ist ein Teil von Springer Nature.
Die Anschrift der Gesellschaft ist: Abraham-Lincoln-Str. 46, 65189 Wiesbaden, Germany

Wenn Sie dieses Produkt entsorgen, geben Sie das Papier bitte zum Recycling.

Inhaltsverzeichnis

Über den Autor

Klaus-Dieter Neander (*1956) arbeitete als Krankenpfleger, Pflegedienstleiter & Lehrer für Pflegeberufe, Studium Gesundheit & Management (B.Sc.) und Mediation (Master of Mediation). Ausbildung zum zertifizierten Mediator und zum Coach „Gewaltfreie Kommunikation" (n. M.B. Rosenberg), derzeit Ausbildung zum Logotherapeuten (n. Viktor E. Frankl) und Promotion an der Universität Kassel

Abbildungsverzeichnis

Einleitung 1

Genau vierzig Jahre sind seit den berühmten Hamburger Medizinskandalen um den Chefarzt Prof.Dr.Dr.Dr.Rupprecht Bernbeck vergangen. Bernbeck wurden etwa über 200 Behandlungsfehler vorgeworfen, die für die Patient:innen teilweise mit erheblichen Behinderungen und Einschränkungen der Lebensqualität verbunden waren. Bernbeck wurde wegen fahrlässiger Körperverletzung in fünf Fällen zu 7.000 DM verurteilt; seine Berufshaftpflicht und die Stadt Hamburg (als Trägerin der Klinik) zahlten – außergerichtlich – knapp 27 Millionen DM an die Patient:innen.[1] Die Aufarbeitung dieses Medizinskandals begann, nachdem Bernbeck in den Ruhestand getreten war und sich immer mehr Patient:innen fanden, die dem Mediziner „Pfusch" vorwarfen. In die Auseinandersetzungen war auch die Schlichtungsstelle der Ärzteschaft eingebunden, die den Chefarzt aber entlastete.

Unhaltbare Zustände, die man sich heute kaum noch vorstellen mag, was die fachliche Beurteilung der damaligen Situation anging. Erstaunliche Zustände bezogen auf die Tatsache, wie lange Patient:innen geschwiegen haben – selbst bei offensichtlichen Fehlern, weil sie sich nicht trauten, sich mit den „Halbgöttern in Weiß" anzulegen.

Haben sich die Zeiten geändert? Wie gehen Kliniken heute mit Kritik und Vorwürfen durch Patient:innen bzw. deren An- und Zugehörigen um? Gibt es ein entsprechendes Beschwerdemanagement und welche Möglichkeiten der Streitschlichtung werden eingesetzt?

---

[1] Hamburger Abendblatt vom 12.08.2023 (Wie ein Hamburger Chefarzt Hunderte Patienten schädigte – Hamburger Abendblatt – 2024-01-10).

© Der/die Autor(en), exklusiv lizenziert an Springer Fachmedien Wiesbaden GmbH, ein Teil von Springer Nature 2025
K. Neander, *Streitschlichtungsverfahren in Kliniken*, BestMasters, https://doi.org/10.1007/978-3-658-49077-5_1

Ich bin seit 1975 in unterschiedlichen Ausbildungen und Aufgaben im Gesundheitswesen tätig und häufig Zeuge von Konflikten zwischen den Mitarbeitenden der medizinischen Einrichtungen einerseits und den Klient:innen gewesen. Nicht selten ging es um „fehlerhafte Behandlungen" oder um „unzureichende Ergebnisse", über die sich die Klient:innen beklagten. Ein Grund mich zum Mediator ausbilden zu lassen war die Vorstellung, dass in solchen strittigen Fällen, die Mediation eine probate Möglichkeit sein könne, diese Konflikte zu moderieren und zu einem für beide Seiten befriedigenden Konsens zu führen. Meine intensive Beschäftigung mit der „Gewaltfreien Kommunikation" nach M.B. Rosenberg (Rosenberg 2013) führte sicherlich dazu, dass ich von der „Mediationsbewegung" (Tröndle 2017: 40) erfasst wurde, aber eben auch feststellen musste, dass sich die Mediation offenbar noch längst nicht in den „Konfliktmanagementsystemen" (ders.: 40) etabliert hat, wie ich unterstellt hatte. Im Rahmen meiner Beschäftigung mit der Frage, inwieweit Mediation im Gesundheitswesen[2] sinnvoll einsetzbar wäre (vgl. Neander, Meis, Reichert & Rummer-Löns 2018), stieß ich auf die Veröffentlichung von Tamm (2018), die der Mediation im Bereich des Medizinrechts ein „Nischendasein" attestiert, weil aus Sicht der Haftpflichtversicherer eine „sachverständige Beurteilung (…) aber gerade bei den hochkomplexen und mit hohen Streitwerten versehenen Materien (notwendig)" sei und in einem solchen Streitfall „nicht die Kommunikationsproblematik im Mittelpunkt (stünde) wie es bei anderen mediationsgeeigneteren Sachverhalten der Fall" sei. Auch stünden die „strukturellen Nachteilen des Verfahrens für den Patienten" einer Verbreitung im Wege, etwa „schon der Notwendigkeit, Kosten für den Mediator aufzubringen", denn letztlich ginge es „in Verfahren vor der Gutachter- und Schlichtungsstelle nicht (um „Entschuldigungen"), (sondern) nur um die Feststellung des Bestehens von Schadensersatzansprüchen".

Im Gegensatz zu den Überlegungen von Tamm stehen freilich die Forschungsergebnisse von Vincent, Young & Phillips (1994, die in einer mit einem Fragebogen durchgeführten Untersuchung an Klient:innen, die gerade eine Schadensersatzklage gegen die behandelnden Ärzt:innen führten, herausfanden (n = 227), dass 40 % aller Prozesse vermeidbar gewesen wären, wenn die Behandelnden „erklärende und entschuldigende Worte" gefunden hätten. Solche dann eben doch kommunikativen Verhaltensweisen lassen sich meines Erachtens eher in einem „mediativen" Konfliktlösungssetting erreichen als in einer Gerichtsverhandlung.

---

[2] Ich grenze diese Arbeit bewusst auf die Interaktionsproblematik „Ärzt:in – Patient:in" bzw. auf das Problem der „Arzthaftung" ein, wohl wissend, dass es im „Gesundheitswesen (in einer Klinik)" natürlich eine Vielzahl anderer Streitkonstellationen geben kann: Chef:in – Assistent:in, Ärzteschaft – Verwaltung etc. (vgl. u. a. Ewig 2016: 977 ff.).

Ein weiterer Grund, warum das Nischendasein der Mediation nur schwerlich zu beenden ist, leitet sich aus dem Selbstverständnis der ärztlichen Gutachterkommissionen und Schlichtungsstellen der Ärzteschaft ab, die durch die Ärztekammern nach den jeweiligen Kammergesetzen seit Mitte der 1970er Jahre eingerichtet wurden (Simon 2017: 166). Die Aufgabe der Schlichtungsstelle „ist es, eine zeitnahe, unabhängige und neutrale Begutachtung einer medizinischen Behandlung (…) durchzuführen und eine Bewertung der Haftungsfrage dem Grunde nach abzugeben." (Neu 2014: 11) Im Gegensatz zur Mediation ist die Tätigkeit der Schlichtungsstelle für die Klientinnen kostenfrei, was – das sei schon an dieser Stelle angemerkt – ein „strategischer" Vorteil der Streitschlichtung in einer Schlichtungsstelle ist. Inwieweit sich – von Klient:innen benannte – Vorbehalte, wie z. B. fehlende Unabhängigkeit der Schlichtungsstellen (BÄK 2013: 3) nachteilig auf die Akzeptanz der Schlichtungsstellen durch die Klient:innen auswirkt, soll hier aber nicht weiter ausgeführt werden.

Die folgenden Ausführungen basieren auf qualitativen, halbstrukturieren (Telefon-)Interviews die mit Verwaltungsleiter:innen, Ärztlichen Direktor:innen, Pflegedienstleiter:innen und den Vorsitzenden der Personal- oder Betriebsräte der Kliniken, sofern diese vorhanden waren, geführt wurden. Zusätzlich wurden in der Klinik arbeitende Mediator:innen, Vertreter:innen von Patientvertretungsorganisationen und von Schlichtungsstellen befragt. Weiterhin wurden 14 Patient:innen bzw. Angehörige zu ihren Erfahrungen und Wünschen hinsichtlich des Umgangs mit Konflikten befragt. Die befragten Personen hatten jeweils Beschwerden bei der zuständigen Ärztekammer gestellt; die Beschwerden waren noch nicht entschieden.

Auf weitere Aspekte der methodischen Vorgehensweise der Erhebung soll hier nicht weiter eingegangen werden. (Neander 2019)

Konflikt, Problem, Empörung?

In der Umgangssprache werden die Begriffe Konflikt, Problem, Empörung selten differenziert, meistens wird von einem „Streit" oder – verbal etwas abgefedert – von der „unterschiedlichen Bewertung einer Situation" gesprochen. Schmidt (2016: 210 ff.) verweist in seinem Essay darauf, dass erst in den letzten Jahren der Begriff „Konflikt" eine „Bedeutungsverlagerung (...) im Zuge eines kulturellen Wandels" erlebte.

So nimmt es nicht wunder, dass die einschlägige Literatur darauf verweist, dass es „die eine" Definition des Konfliktes nicht geben kann, da das „Spektrum von Konfliktthemen und -motivationen" breit (Duus-von Werdt 2011: 43 f.) sei. Spricht man mit Patient:innen und deren An- und Zugehörigen, so sind diese häufig über die angeblich falsche Behandlung bzw. den Umgang mit ihnen durch das Fachpersonal der Klinik „empört".

Die knappe Literatur zum Thema „Mediation im Gesundheitswesen" hält sich mit Konfliktdefinitionen nicht auf (Pilarzt 2009, Fritz 2013, Spielberg 2017; Tamm 2018; Hattemer 2012), sondern setzt mehr oder weniger darauf, dass der/ die Leser:in weiß, was unter einem Konflikt zu verstehen ist.

Eine Diskussion über diese Begrifflichkeiten ist jedoch notwendig, um die unterschiedlichen Wahrnehmungen eines „Problems" differenzierter beschreiben zu können und ggfs. zu begründen, warum ein Mediationsverfahren im Kliniksetting sinnvoll sein kann (Abbildung 2.1).

© Der/die Autor(en), exklusiv lizenziert an Springer Fachmedien Wiesbaden GmbH, ein Teil von Springer Nature 2025
K. Neander, *Streitschlichtungsverfahren in Kliniken*, BestMasters,
https://doi.org/10.1007/978-3-658-49077-5_2

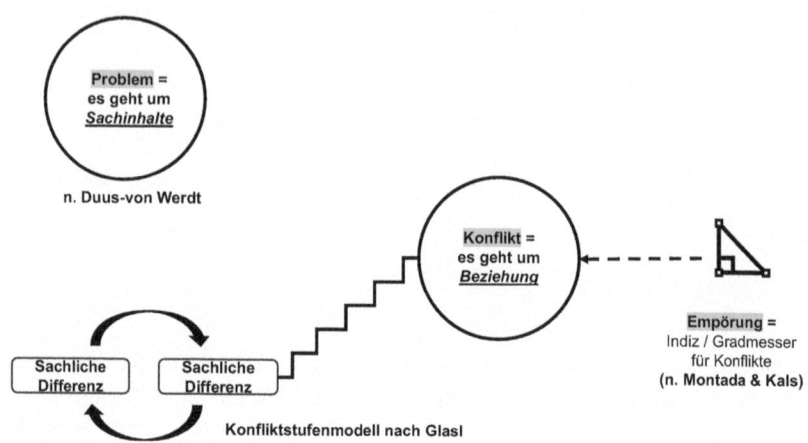

Abbildung 2.1 Übersicht: Problem – Konflikt – Empörung. (Eigene Darstellung)

Nach Duss-von Werdt (2011: 43) definiert Problem als „sachliches Hindernis, einen umstrittenen Sachverhalt und bezieht sich auf Sachinhalte." (Hervorhebung i.Org.). Montada & Kals (a.a.O.: 97) hingegen beschreiben zwei Problemtypen, die durch soziale Konflikte entstehen: der erste Problemtyp liegt dann vor, wenn „eine Person etwas möchte (…), aber nicht die Möglichkeiten und Fähigkeiten hat (…), das zu erreichen" während beim Problemtyp zwei „Entscheidungsprobleme (vorliegen), d. h. eine Person kann sich nicht für eine von zwei (…) Alternativen entscheiden, z. B. zwischen Familie und Beruf (…) oder zwischen Lust und Pflicht." Die Autor:innen definieren „Problem" also als „sozialen Konflikt" (dies.: 97)

Demgegenüber ist ein Konflikt eine Situation auf der Beziehungsebene (Hervorhebung i.org.) zwischen Personen oder Gruppen (Duss-von-Werdt: 2011: 43 ff.). In der Mediation ist es möglicherweise notwendig die „motivationalen Hintergründe" (Montada & Kals 2007: 83) herauszuarbeiten, die dazu führen, dass die eine Partei „unbedingt Recht" behalten will, denn Konflikte kommen dann zustande, „wenn sich die Akteure für berechtigt halten, ihre eigenen Wertungen (…) und ihre Interessen zu verfolgen, auch wenn sie damit andere beeinträchtigen." (Montada & Kals 2007: 85)

Glasl (2017: 81, vgl. Trenczek, Berning, Lenz, Will 2017 beschreibt Konflikte als „das Erleben der Differenz (…) (welche bei einer der beteiligten Personen) zu Handlungskonsequenzen führt. Folglich sind kognitive oder emotionale oder intentionale Differenzen anders zu bearbeiten als soziale Konflikte." So bindet Glasl in seine Überlegungen ein, dass zunächst sachliche Differenzen auftreten (= Probleme nach Duss-von Werdt?) die sich durch Verstärkung dann zu einem Konflikt ausweiten können (ders.: 82 f.) Die (zumindest theoretisch denkbare) strikte Trennung zwischen „Problem und Konflikt", wie Duss-von Werdt sie ausführt, scheint in der Praxis schwer realisierbar.

In der Praxis, d. h. im Umgang mit Klient:innen, die eine Kliniksbehandlung hinter sich haben und negativ bewerten, schwingt nicht selten, Empörung über das Erlebte mit. Empörung wird als „Indiz für Konflikte" gewertet (Montada & Kals 2007: 73), die sich breit macht, bei „erfahrener (oder nur wahrgenommener) Ungerechtigkeit, versuchter Täuschung, falscher Informationen usw." (diess.: 152) und eine „sachliche Erörterung der anstehenden Fragen nicht zu (lässt), sie disponiert zu Vorwürfen (…)." Empörung entsteht, wenn dem Gegenüber unterstellt wird, er habe bestimmte normative Erwartungen nicht erfüllt, dann wird es „als gerecht angesehen, als Rechte, die einzufordern sind, als Pflichten, die andere zu erbringen haben." (Montada & Kals 2017: 141)

Folgt man dem Soziologen Luhmann (1984: 162 f.) ist es eher „unwahrscheinlich, dass einer überhaupt etwas versteht, was der andere meint." und so ist es nicht verwunderlich, dass genau dieser Vorwurf den Mitarbeitenden einer Klinik gemacht werden, die sich ohnehin eines sehr elaborierten Sprachcodes bedienen. Patient:innen und Angehörige, aber auch Kolleg:innen untereinander haben gewisse Erwartungshaltungen: „Sie beobachten einander und ziehen daraus Rückschlüsse über das künftige Verhalten des anderen, sie bilden Erwartungsstrukturen (also Erwartungen, die über die Zeit hinweg stabil bleiben). Die Erwartbarkeit der eigenen Erwartungen ist dabei wechselseitig unsicher und enttäuschungsanfällig." (von Schlippe 2022: 43) Aus solcher Empörung erwächst dann ein Konflikt, wenn Gefühle in die Enttäuschung einer Erwartung zum Tragen kommen.

Von Schlippe (2022: 67 f.) macht darauf aufmerksam, dass eine nicht erfüllte Erwartung sich zunächst als eine „affektive (körperliche) Resonanz" darstellt, die sich nicht selten in Wut und Empörung zeigt. Erst durch die eigene oder angeleitete Reflexion wird ein sinnhaft erlebtes Gefühl": Ichbin traurig", „ich bin wütend", „ich bin enttäuscht". Das „Empörungskarussell" wird erst dann durchbrochen, wenn die „Empörten" sich ihrer Erwartungshaltung bewusstwerden, sie also sagen können, welche Erwartungen denn nicht erfüllt wurden und wenn dadurch eine Möglichkeit entsteht, mit den Gefühlen irgendwie umzugehen.

Ein weiterer wichtige Aspekt muss kurz skizziert werden: Kommunikation findet immer in einem bestimmten Kontext statt. „Kommunikation (…) arbeitet sich an Wahrscheinlichkeiten von Bedeutungen ab (…). Der Empfänger empfängt nach eigenen Verarbeitungsregeln über die der Sender nicht verfügen kann!" (Nassehi 2017: 117) Damit widerspricht Nassehi dem klassischen Konzept der Sender-Empfänger-Kommunikationstheorie, wie sie z. B. von Schulz-von-Thun beschrieben wird. Etwas verständlicher formuliert: eine bestimmte Aussage bekommt ihre – häufig eben nicht eindeutige Bedeutung – durch den Kontext, in dem sie getätigt wird. Von Schlippe (2022: 73) schreibt dazu: „Die Beziehungsebene ist (…) eine Metamitteilung und wenn Uneinigkeit über sie besteht, markiert jeder den Kontext anders mit entsprechenden Folgen für die Kommunikation." Wenn schon in einer Beziehung häufig Uneinigkeit über den Kontext besteht, wie sollte es dann einfacher sein, wenn eine „Polykontexturalität" besteht, wenn also keine klassische „Entweder-oder-Logik" besteht (vgl. Jansen, von Schlippe und Vogd 2015), sondern „komplexe Verschränkungen ganz unterschiedlicher Kontexte (bestehen und man) von einer potenziellen Mehrfachcodierung der Kommunikation ausgehen (muss)." (v.Schlippe 2022: 74). Konkret heißt das: die unterschiedlichen Professionen innerhalb einer Klinik und Patient:innen und deren An- und Zugehörige kommen aus unterschiedlichen privaten und beruflichen, intellektuellen und sozialen Lebenswelten und kommunizieren miteinander. Das sind ungünstige Voraussetzungen für eine gelingende Kommunikation.

Neuere Untersuchungen belegen, dass eine „schlechte" Kommunikation bei einem von 10 Zwischenfällen die Ursache sein kann (Keshtkar, Bennett-Weston, Khan et al 2025)

Die kurze Darstellung unterschiedlicher Begriffsdefinitionen verdeutlicht, dass Klient:innen, aber auch Mitarbeitende in Krankenhäusern bestimmte Situationen völlig unterschiedlich bewerten und entsprechende Reaktionen zeigen. „Die Art und Weise, wie der Einzelne seine Tätigkeit ausübt und deren Auswirkungen auf den Patienten werden von den Teamkollegen und der Art, wie diese kommunizieren, sich gegenseitig unterstützen und beaufsichtigen, eingeschränkt und beeinflusst." (Taylor-Adams & Vincent 2007, zit.n. Neumann 2015). Ist dieses Zusammenwirken gestört, drohen „Konflikte zu einer erheblichen Störung des Krankenhausbetriebes zu werden (…)" (Neumann 2015: 74).

Ob der vermeintliche „Kunstfehler", als Problem gesehen wird, das als Sachproblem verstanden wird oder von der betroffenen Person als Vertrauensbruch, i.S. eines Beziehungsproblems, ist sicher abhängig von den handelnden Personen und wie die beteiligten Personen mit diesem „Kunstfehler" umgehen, löst möglicherweise Empörung aus oder steigert durch die Diskussion der sachlich unterschiedlichen Bewertungen das Konfliktpotential.

Die Diskussion mit den Haftpflichtversicherern lässt der Vermutung Raum, dass diese den (vermeintlichen) Kunstfehler grundsätzlich als Sachproblem definieren; ebenso argumentieren die Schlichtungsstellen, wie im Folgenden ausgeführt wird.

Die Arbeit der Schlichtungsstellen 3

Der medizinische Laie beschäftigt sich normalerweise nicht mit der Frage, wie Ärzt:innen bei (vermuteten) Kunstfehlern haftbar gemacht werden könnten. Sie vermuten, dass sich ein:e Geschädigte:r bei den Ärztekammern beschweren oder der/die Ärzt:in „verklagt" werden kann. Auf den Homepages der Ärztekammern finden sich dann auch mehr oder weniger aufwändig zu finden, Hinweise auf die jeweils zuständigen Schlichtungsstellen und Gutachterkommissionen. Die Schlichtungsstellen wurden Anfang der 1970 Jahre eingerichtet (Eberhard 1987: 13; Deutsch & Spickhoff 2014: 540, Rn. 836, Deppert 2017: 619 ff., Ulsenheimer 2019: 345 ff., Wendt 2018: 751 f., Doms 1981: 2489 f., Hattemer 2013: 149 ff.), um ständig steigende Menge von Arzthaftungsansprüchen irgendwie „prozessual aufzufangen" (Deutsch & Spiekhoff.: Rn. 836). Die Schlichtungsstellen haben zur Regelung ihrer Aufgaben Statuten oder Geschäfts-/Verfahrensordnungen, die in den unterschiedlichen Bundesländern uneinheitlich sind. (Eberhard 1987: 30 ff., Deutsch & Spickhoff 2014: Rn. 840)[1].

Die Schlichtungsstellen arbeiten im schriftlichen Verfahren (Deutsch & Spickhoff, a. a. O.: 543, Rn. 842, Quaas 2018: 610 ff, Rn. 467/468), nachdem der/die Klient:in die schriftliche Beschwerde bei der zuständigen Schlichtungsstelle zusammen mit einer Schweigepflichtentbindung eingereicht hat (Glanzmann 2018: Rn.32). Es sind bestimmte Formalia einzuhalten. (Quaas 2018: 610, Rn. 469, vgl. auch Informationsblatt z. B. Informationsblatt „Einreichung einer Beschwerde der Hamburger Ärztekammer, HÄK 2019; Wegweiser für das Verfahren, LAEK Hessen 2019).

---

[1] Neuerdings sind Bestrebungen im Gange, die Rahmenverfahrensordnung für die Gutachterkommissionen und Schlichtungsstellen der Ärztekammern zu vereinheitlichen. (vgl. Riedel 2019: 294–295).

Die wesentlichen Schritte des auf die Einreichung der Beschwerde ablaufen-
den Verfahrens erfolgt im Wesentlichen schriftlich. Neben dem konkret handelnden Arzt wird in der Regel auch der Chefarzt in das Verfahren mit einbezogen
(Hattemer 2013: 151); Rechtsanwälte, aber auch andere Personen (Selbsthilfegruppen etc.) können mit eingebunden werden. Der beschuldigte Arzt muss einer
Mediation nicht zustimmen (diess. 2013: 152), eine Zeugenvernehmung ist nicht
möglich.

Aktuell wird die Tatsache, dass faktisch die Patient:innen bei einem Verdacht auf ärztlichen Behandlungsfehler, diesen und den entstandenen Schaden
nachweisen und den Zusammenhang zwischen Behandlungsfehler und Schaden
begründen müssen (Beweisumkehr), diskutiert. Eine Änderung dieser für Pati-
ent:innen schwierigen Situation wird seitens der Ärzteschaft kritisch gesehen,
da bei einer Verschiebung des Haftungsrisikos „der Weg in die Defensivmedi-
zin gestärkt" würde und „unverhältnismäßige Dokumentationspflichten (drohten).
Dokumentationspflichten, die am Ende zulasten des Patienten gingen, weil in
der Medizin Zeit ohnehin Mangelware sei", wie das Deutsche Ärzteblatt berichtet. „Zu befürchten sei auch eine Übertherapie – zur Absicherung einer einmal
gestellten Diagnose." (DÄB v. 29. Mai 2024)[2]

---

[2] Ärztliche Behandlungsfehler: Diskussion um Beweislastumkehr (aerzteblatt.de) (2024–05-
29).

Ähnlichkeiten zwischen Mediation und Schlichtungsverfahren

4

In der Mediation gelten bestimmte Grundsätze, wie z. B. freiwillige Teilnahme des/r Mediant:innen, Unabhängigkeit des Mediators bzw. Der Schlichtungsstelle, Autonomie, d.h. Selbstbestimmung und Eigenverantwortlichkeit des/r Mediant:innen, Allparteilichkeit des/r Mediator:in, Interessenorientierung, Partizipation und Dialog zwischen allen Konfliktparteien und Vertraulichkeit bei Nichtöffentlichkeit des Verfahrens, Ergebnisoffenheit. (Trenczek 2017: 42 f., Rn. 13–42, Ewig 2016: 996, Rn. 57–59) Von besonderer Bedeutung ist es, dass die Mediant:innen nicht nur die Lösungsoptionen selbst entwickeln, sondern sich – im Idealfall – auf eine tragbare Lösung einigen. Der/Die Mediator:in gibt in der Regel keine Handlungs- oder Lösungsoptionen vor.

Bei der Schlichtung hingegen „(unterbreitet)" ein unabhängiger, neutraler Dritter den Konfliktparteien einen unverbindlichen, interessengerechten Lösungsvorschlag, der bestenfalls die Grundlage für eine spätere Abschlussvereinbarung (Vergleich) darstellt." (Odrig 2020: 14) Bei schlichtungsgeeigneten Themen, sind die vertretenen Positionen „zugleich auch die eigenen Interessen", während bei den mediationsgeeigneten Fällen „Positionen und Interessen auseinander (fallen) und es die Aufgabe des Mediators (ist), die letzteren hervorzuholen." (Odrig 2020: 16)

Da – bei den Arzthaftungsfällen – beide Parteien die gleichen Interessen haben (Reduzierung der durch eine Schädigung bzw. ein Fehlverhalten aufgetretenen psychischen Belastung), der interessengerechte Lösungsvorschlag durch eine dritte, unabhängige Partei unterbreitet wird, hält Odrig die Schlichtung für die geeignete Form der Konfliktregelung – auch wenn „konkrete Konfliktlösungsvorschläge im Sinne eines Zahlbetrages, einer Entschuldigung oder Erklärung (Haftung der Höhe nach)" nur selten von den Ärztlichen Schlichtungsstellen ausgehen. (Odrig 2020: 16)

K. Neander, *Streitschlichtungsverfahren in Kliniken*, BestMasters, https://doi.org/10.1007/978-3-658-49077-5_4

Kritik am Schlichtungsverfahren

5

Es gibt unterschiedliche Kritikpunkte an dem Verfahren, von denen hier die wichtigsten kurz benannt werden sollen:

5.1 Hierarchie der Beteiligten

Ewig (a.a.O.: 996, Rn. 58, aber auch Eberhardt 1988: 21) weist darauf hin, dass es sich bei einer unterstellten fehlerhaften Behandlung durch einen Arzt im Schlichtungsverfahren um ein ausgeprägtes Über- bzw. Unterordnungsverhältnis handelt[1],: auf der einen Seite der/die Klient:in, die i. d. R. ohne medizinischen Sachverstand ist[2] und – bis auf den juristischen Beistand – allein ihre/seine Interessen durchzusetzen versucht, auf der anderen Seite der/die Mediziner:in, die unterstützt wird durch die Kassenärztliche Vereinigung, möglicherweise durch medizinische Fachgesellschaften und erfahrene Fachjuristen für Medizinrecht.

---

[1] Erstaunlicherweise bezieht sich Wendenburg nicht auf den Begriff „Habitus" (Bourdieu 1992: 84 ff.): dieser beschreibt „alte Handlungsmuster in neuen sozialen Verhältnissen" (Rehbein/Saalmann 2009: 112), womit gemeint ist, dass „der Habitus (…) ein System von Dispositionen (ist), die für die Regelmäßigkeit und Angemessenheit des Handelns verantwortlich ist. Die Dispositionen werden im Lebenslauf erworben, durch Einübung und Training, insbesondere im Zusammenhang mit „Primärerfahrungen". In die Primärerfahrungen kommen die Zwänge und Erfordernisse der sozialen Umgebung zum Tragen." (diess. 113 f.). Mit anderen Worten: das tradierte Bild des Arztes, welches ihm einen hohen sozialen Status zuerkennt, wirkt auch in der heutigen Debatte bzgl. des Arzt-Patienten-Verhältnisses nach und bestimmt somit auch, wie z. B. die Schlichtungsstellen arbeiten und organisiert sind. (vgl. auch: Barlösius 2011: 45 ff.).

[2] Matthias, Gouthier & Tunder (2011: 34) sprechen von der „Informationsasymmetrie".

© Der/die Autor(en), exklusiv lizenziert an Springer Fachmedien Wiesbaden GmbH, ein Teil von Springer Nature 2025
K. Neander, *Streitschlichtungsverfahren in Kliniken*, BestMasters,
https://doi.org/10.1007/978-3-658-49077-5_5

Wendenburg (2013: 46 ff.) widmet seine Dissertation dem Thema der „Über-
vorteilung der schwächeren Partei" und sieht in der Mediation insofern „auch
eine Gefahr" (ders: 46), die „generell bei Verträgen, die trotz eines erheblichen
Informationsdefizits einer Partei geschlossen werden oder die auf einer privaten Machtstellung einer Seite beruhen und denen insofern die Richtigkeitsgewähr
fehlt, die privatautonomen bestimmtem Handeln grundsätzlich eigen ist." (ders:
47). Diese Überlegungen stützen Ewig (a.a.O.) Einlassungen bzgl. „Über- und
Unterordnungsverhältnis" und konkretisieren sie, indem Wendenburg von der
„schwächeren Partei" spricht (ders.: 48), die „vor den Auswirkungen struktu-
rell ungleich verteilter Verhandlungsmacht geschützt werden muss." (ders: 95)
Wendenburg definiert die „relationale Dimension der Macht" (ders: 96), die
nur relevant wird, „wenn das Potential auch zur Willensdurchsetzung eingesetzt
werden kann." (ders.: 96[3]). Mit anderen Worten: Mediation ist zwar auf eine
konsensuelle Einigung ausgerichtet (ders.: 47), aber die „Chance der Machtaus-
übung" (Popitz 2009: 34) kann in einer Kommunikationssituation zwischen zwei
ungleich starken Parteien durchaus genutzt werden.

Auch Hattemer (2012: 42) problematisiert „eine Störung der Verhandlungs-
parität (…) (die) dazu führen (kann), dass es nicht zu einem fairen Interessen-
ausgleich kommt, sondern der schwächeren Partei eine fremdbestimmte Lösung
aufoktroyiert wird." Die Autorin geht von einem asymetrischen Verhältnis zwischen Ärzt:innen und Patient:innen aus und diagnostiziert eine „strukturelle
Unterlegenheit des Patienten." (diess.: 43)[4] Allerdings – so Hattemer – sind
in Arzthaftungsfällen die Rechte des:r Patient:in durch „das Recht im Rücken

---

[3] Siegrist (2012: 1101) betont, dass „bestimmte Mentalitäten und Handlungspraktiken von
Ärzten, die aus der Übernahme einer traditionellen Arztrolle resultieren, für die Behandlung
von Patienten nicht funktional sind. Dies betrifft in erster Linie eine restriktive Informations-
politik …

[4] An dieser Stelle wäre ein ausführlicher Exkurs zum Machtbegriff bei Foucault interessant,
der nicht nur betont, dass dort, wo es Macht gibt, auch Widerstand gibt (Foucault 1977: 116),
was bezogen auf die Problematik des Arzt-Patientenverhältnisses möglicherweise bedeutet,
dass die „Macht des Arztes" (zumindest bei den Menschen, die z. B. eine Auseinandersetzung wegen einer möglichen fehlerhaften Behandlung nicht scheuen) den Widerstand
der Patient:innen hervorrufen werden kann. (vgl. auch: Kammler, Parr & Schneider 2014:
273 ff.) Foucault entwickelt den Gedanken, dass historisch gesehen „Macht immer mit generellen Verboten, mit Gesetzen und Regeln verbunden waren, die von Herrschern erlassen und
die von den Untertanen zu befolgen waren. Aber – so Foucault – es gibt „nicht nur Macht
im Singular (…), sondern Mächte, das heißt Formen der Herrschaft und Unterdrückung, die
lokal funktionieren, zum Beispiel in der Fabrik, in der Armee (…). Diese Formen der Macht
habe ihre eigenen Vorgehenswesen um den Machterhalt zu sichern. (Foucault 2013: 220 ff.).

wesentlich gestärkt" (diess. 43). Aber die Verhandlungsmacht[5] ist auch seitens der Ärzt:innen und Kliniken insofern eingeschränkt, als ja generell die Möglichkeit eines „öffentlichkeitswirksamen Zivil- oder Strafverfahrens" (diess: 44) besteht, das die betroffenen Ärzt:innen und Kliniken sicher zu vermeiden suchen. Da in Mediationen auch „parteiische Bestände" hinzugezogen werden können, ist nach Ansicht von Hattemer die ausreichende Möglichkeit gegeben, das Machtungleichgewicht zu relativieren.

5.2 Ergebnisoffenheit des Verfahrens

Kritik der Patient:innenvertretungen wird bzgl. der Frage laut, ob die „externen Gutachter:innen" tatsächlich unabhängig sind und die Prüfung der Anwürfe durch die Klient:innen tatsächlich „ergebnisoffen" sind bzw. sein können. So kritisiert der Patientenverband: „Die Inanspruchnahme der Schlichtungsstellen und Gutachter-Kommissionen ist für die Patienten deshalb extrem gefährlich. Eine der überwiegend negativen Entscheidungen ist fast regelmäßig das „Aus" für die Ansprüche des Patienten, erschwert zumindest die Durchsetzung von Ansprüchen ungemein, weil nachfolgende medizinische Sachverständige nicht nur den Behandlungsfehler nachweisen, sondern auch dem vorhergehenden Gutachter der Schlichtungsstelle – nicht selten im Professorenrang – eine Falschbegutachtung vorwerfen müssen.[6] Dazu sind die wenigsten Gutachter bereit." (Patienten-Verband 2019). Der Patienten-Verband bedient damit im Wesentlichen die allseits bekannte „Krähentheorie" (Gaidzik 2011: 121 ff.), nach der eine Krähe der anderen kein Auge aushackt. Nur am Rande sei angemerkt, dass ein:e Sachverständige:r auch „abgelehnt" werden kann, was in der Literatur nur selten angesprochen wird und hier auch nicht weiter diskutiert werden muss. (vgl. z. B. OLG Karlsruhe, Beschluss vom 25.04.2018 – 9 W 3/18 – (LG Offenburg)[7]

---

[5] Schon der Begriff „Verhandlungsmacht", die der Ärzteschaft zugeschrieben wird, erinnert an Arendt (2017: 15), die Macht als „die Rolle (definiert), die die herrschende Klasse in der Gesellschaft (…) spielt.".

[6] Frahm (2019: 117–125) berichtet über zahlreiche Fehler und die Fehlervermeidung bei der Erstellung der Sachverständigenbeweise im Arzthaftungsprozess. Die vielfältigen Fehlermöglichkeiten sind sicher mit Grund dafür, dass die „Laien" (auch wenn sie die Fehlermöglichkeiten nicht im Detail kennen) relativ skeptisch den Gutachten gegenüberstehen.

[7] OLG Karlsruhe, Beschl. v. 25.04.2018 – 9 W 3/18 – (LG Offenburg), in: MedR 2019 (37): 154 – 158.

5.3   Einfluss auf Gutachterauswahl

Deutsch & Spickhoff (2014: 543 f.) kritisieren, dass die externen Gutachter von den Schiedsstellen benannt werden und der/die Klient:in keine Möglichkeit der Einflussnahme hat: „Angesichts der kardinalen Bedeutung des Gutachtens ist der praktische Ausschluss der Beteiligten von der Auswahl des Sachverständigen schwer verständlich. (…) (Es) sollte auch bei schriftlichem Verfahren die Möglichkeit der Einflussnahme auf dieses Verfahren den Parteien deutlicher gemacht werden. Immerhin ist in einzelnen Satzungen vorgesehen, dass gegenüber einem ersten Bescheid ein Widerspruchsverfahren durch die Parteien möglich ist." Jobst (2011: 163 ff.) spricht angesichts der Tatsache, dass keine Waffengleichheit zwischen den Parteien besteht, wie es das Bundesverfassungsgericht bereits 1925 gefordert hat (BVerfG, 25.07.1979 – 2 BvR 878/74[8]) von einem Sachverständigen(un)wesen".

5.4   Kommunikationsbehinderung

Während die Mediation davon „lebt", dass die Beteiligten miteinander sprechen", ist das „schriftliche Verfahren unter dem Gesichtspunkt einer „Konfliktlösung oder Konfliktvermeidung als im Wesentlichen wertlos (zu) bezeichnen (…)." (Ewig 2016: 998, Rn. 63). Eberhardt (1987: 25) weist zudem darauf hin, dass die „emotionale Betroffenheit" die Klient:innen häufig daran hindert, „eine sachliche und nüchterne Geltendmachung der Vorwürfe" vorzunehmen. Auch wenn mit dem Schlichtungsverfahren seit deren Einführung generell der Versuch unternommen wurde, die Situation der Klient:innen bei vermuteten Behandlungsfehlern zu verbessern und ihnen einfachere, vor allem kostenlose Hilfe zur Durchsetzung ihrer Interessen zu ermöglichen, bleibt allerdings festzustellen, dass einige Kritikpunkte zeigen, dass der „Königsweg" zur Unterstützung der Klient:innen noch nicht gefunden wurde und möglicherweise auch nicht gefunden werden kann, da die strukturellen Gegebenheiten (Arzt-Patientenverhältnis, Kostenproblematik, Versicherungsrecht u. ä.) nur schwerlich zu verändern sind.

Gerade die bereits skizzierte Hierarchieproblematik, als auch die Überlegungen zur Kommunikationseinschränkung zwischen den Beteiligten lassen sich als Mittel der „Herrschaft" (i.S. von Foucault) interpretieren, denn „Kommunikation" kann ein Machtmittel sein, um „auf andere argumentierend" einwirken zu können

---

[8] BVerfG, 25.07.1979 – 2 BvR 878/74 – dejure.org (2024-01-10).

(Ruof 2007: 155). Foucault entwickelte das Konzept der strategischen Machtkonzeptionen u. a. als „Verhaltenssteuerung der Bevölkerung" (im weiteren Sinne), im engeren Sinne ließe sich die Tatsache, dass es eben keine direkte Kommunikation[9] zwischen dem Arzt, dem ein Fehler vorgeworfen wird und der:m Patient:in, auch als Herrschaftsinstrument interpretieren. (Foucault 2004: 162)

---

[9] Nur am Rande sei erwähnt, dass Foucault (Foucault 1988: 109) die moderne ärztliche Tätigkeit wie folgt beschreibt: „In der Klinik kommunizieren Gesehen-sein und Gesprochen-sein von vornherein in der manifesten Wahrheit der Krankheit, deren ganzes Sein eben darin liegt. Krankheit gibt es nur im Element des Sichtbaren und folglich im Element des Aussagbaren." (Hervorhebungen im Original). Aus diesem Blickwinkel wäre also eine nur auf das Aktenstudium gestützte Bewertung, wie sie im Schlichtungsverfahren vorwiegend erfolgt, „unärztlich".

Wodurch unterscheidet sich die Mediation vom Schlichtungsverfahren?

Sehr allgemein formuliert Thomas Stein (2024, S. 1): „Mediation wandelt [die] […] Haltung des Kampfes in Kooperation, (denn) wir scheinen das formale Verfahren, d. h. die Art und Weise – den Weg bedarfsangemessenen Erkennens – im sozialen Miteinander […] in geeigneten Verständnisformaten, verlernt zu haben."

Das Selbstverständnis ausgebildeter Mediator:innen wird vom BV Mediation wie folgt beschrieben: Mediator:innen sind *unabhängig, allparteilich* (…). (BMed 2024)

Gerade dann, wenn es um Gesundheit und Krankheit geht, wenn möglicherweise über für den/die Patient:innen oder Mediziner:innen um „peinliche" Situationen geht, ist es von besonderer Bedeutung, dass die Mediator:innen besondere *Vertraulichkeit* zusichern. Alles, was während der Mediation besprochen wird, verlässt weder den Raum, noch dürfen die Beteiligten mit Dritten über die Inhalte der Mediation sprechen.

Die schwierigste Rolle für die Mediator:innen ist die „*Allparteilichkeit*". In den Diskussionen nehmen die Mediator:innen für keine der beteiligten Seiten „Partei" und wertschätzen alle Parteien gleichwertig. Das ist für die Mediator:innen nicht immer leicht durchzuhalten, v. a. wenn es um Schicksale geht, die die Patient:innen schildern. Allparteilich zu sein heißt jedoch nicht, dass die Mediator:innen nicht auf argumentative Lücken oder Widersprüche hinweist oder eine der beteiligten Personen nicht vor verbalen Angriffen der anderen Person schützt.

In einem professionellen Mediationsverfahren wird die Eigenverantwortlichkeit der streitenden Personen betont, was sich u. a. darin bemerkbar macht, dass die Parteien selbst für die Lösung des Problems sind und der/die Mediator:in „nur" für die Struktur und den Ablauf des Verfahrens zuständig ist.

Während die klassische Mediation darauf abhebt, eine Zielvereinbarung zwischen den streitenden Parteien zu erreichen, formuliert die Methode der

Entflechtungsmediation das Austarieren von „Nähe und Distanz, von Intensi-vierung und Entflechtung" (Redlich 2015: 4) der Zusammenarbeit zwischen Behandler:innen und deren Patient:innen, denn nicht immer ist eine Einigung möglich (die durch die Ergebnisoffenheit der Mediation erreicht werden soll). Die Mediant:innen haben das Gefühl, das „nichts mehr geht!", sie möchten den schmerzhaften Einigungsversuch als unlösbar beenden und die Mediant:innen versuchen, einen „möglichst großen Abstand zwischen sich und die andere Seite" zu bringen(ebd) – einerseits. Andererseits ist den Patient:innen klar, dass sie – gerade, wenn hochspezialisierte Behandler:innen tätig geworden sind, – auf diese Spezialist:innen angewiesen sind und ein „möglichst großer Abstand" für die eigene Genesung möglicherweise kontraproduktiv ist.

Das Konzept des Empowerment's

7

Die Etablierung der Schiedsstellen zu Beginn der 1970er Jahre kannte den/die Patient:in als mehr oder weniger arzthörig. Kritik an der Ärzteschaft als solche oder an einzelnen Ärzt:innen waren zu der Zeit eher unvorstellbar und so war der Versuch, den Patient:innen zu deren Recht zu verhelfen, indem eben die Schiedsstellen gegründet wurden, modern und „patient:innenzentriert". Doch das Bild von den „unmündigen Patient_innen" hat sich in den letzten Jahrzehnten grundlegend insofern geändert, als es beispielsweise Selbsthilfegruppen gibt, die sehr kompetent und selbstbewusst ihre Interessen zu vertreten wissen und durch reflexives Empowerment[1] (Herringer 2014: 16 f.) zu einem Selbstbewusstsein fähig sind, das in den 1970er Jahren unvorstellbar erschien. Zudem gibt es seit 2013 das sog. Patientenrechtegesetz (PatRechtG[2])und verschiedene Patientenvertretungsorganisationen.

---

[1] Matthias, Gourthier & Tunder (2011: 34) sprechen gar von einer „Empowerment-Bewegung".

[2] Bundesgesetzblatt BGBl. Online-Archiv 1949–2022 I Bundesanzeiger Verlag

© Der/die Autor(en), exklusiv lizenziert an Springer Fachmedien Wiesbaden GmbH, ein Teil von Springer Nature 2025
K. Neander, *Streitschlichtungsverfahren in Kliniken*, BestMasters,
https://doi.org/10.1007/978-3-658-49077-5_7

7.1   Reflexives Empowerment

Reflexives Empowerment (individuelles oder psychologisches Empowerment (Matthias, Gouthier & Tunder 2011: 36) umschreibt die Fähigkeit der Menschen, sich „aus eigener Kraft aus einer Position der Schwäche (zu befreien) und (...) zu aktiv handelnden Akteuren zu werden." (ders.: 16) Die ehemals unmündigen Patient:innen übernehmen Verantwortung für sich und erlangen so ihre „Lebenssouveränität" (ders.: 16) wieder. Mediation im engeren Sinne unterstützt diese Entwicklung bei einzelnen Klient:innen (von Matthias,Gouthier & Tunder als „interaktionales Empowerment" bezeichnet (Matthias, Gouthier & Tunder 2011: 37), in dem der:die Mediator:in „Hilfestellung bei der (...) Selbstbestimmung (gibt) (ders.: 17).

7.2   Transitives Empowerment

Diese Unterstützung wird als „transitives Empowerment" (strukturelles Patient Empowerment [Matthias, Gouthier & Tunder 2011: 37]) bezeichnet. Umso selbstbewusster die Klient:innen ihre eigenen Ansprüche, Erwartungen und ggfs. auch An-/Beschuldigungen vortragen können und wollen, umso weniger mehr schwindet das vermeintliche Ungleichgewicht zwischen der Ärzteschaft und den Klient:innen. Sie werden möglicherweise als „Störfaktor" (Dierks, Martin & Schienkiewitz 2001: 90) empfunden. Umso mehr das Konzept des Empowerments[3] greift, desto mehr schwindet das Konzept der „schwächeren Partei" (Wendenburg 2013: 46 ff.) (Abbildung 7.1).

---

[3] In der jüngeren Literatur wird darauf verwiesen, dass der Begriff des „patient empowerment" (...) als einer der zentralen Prozesse zur Stärkung von Patientenorientierung im Gesundheitswesen gestehen (wird), da hier durch Kompetenzsteigerung der informierte und zielgerichtete Patient zum mündigen Mitgestalter seiner Behandlung wird." (Brandstetter u. a. 2015: 202) Genauere Definitionen des Konstruktes und v. a. Messmethoden zur Erfassung desselben fehlen allerdings noch weitgehend. (diess.: 203).

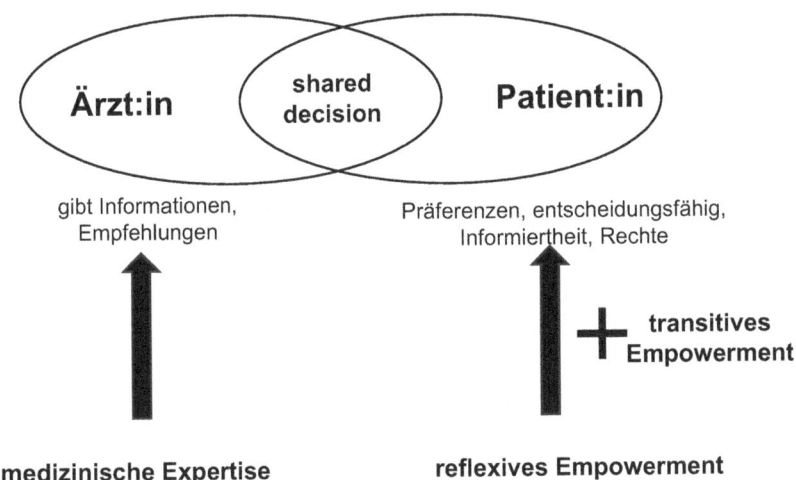

Abbildung 7.1 Shared Decision Making. (Eigene Darstellung)

7.3   Shared Decision Making (CDM)

Medizinsoziologisch hat sich das Verständnis der Arzt-Patientenrolle weg vom paternalistischen (Parsons 1958) hin zu einem partnerschaftlichen Ansatz entwickelt. (Borgetto 2006, Koch-Gromus 2012) Moderne Konzepte der Zusammenarbeit zwischen Mediziner:innen und Patient:innen begreifen diese als „gemeinsame Entscheidungsfindung" (Shared Decision Making; dt. Partizipative Entscheidungsfindung [PEF], vgl. Härter 2024) (Loh, Simon, Kriston & Härter 2007; Loh & Simon 2009, Bertelsmannstiftung 2014, Bieber 2016) (Abbildung 7.2), wobei interessanterweise die Bundesärztekammer (BÄK 2011: 157 f.[4]) das ärztliche Gespräch als „Placebo" bezeichnete (vgl. Nowak 2015). Zum partnerschaftlichen Dialog oder zum shared decision making gehört allerdings, dass die ärztliche Kommunikationskultur „zusätzlich die prozessuale oder kommunikative Seite von Wahrheit ernst (...) nehmen (sollte), aufgrund derer Wahrheit als interpersonales Geschehen zu deuten und sie an der intersubjektiven Beziehungsqualität zu bemessen ist. Darüber hinaus sollte der Arzt auf die subjektive

---

[4] Bundesärztekammer auf Empfehlung ihres Wissenschaftlichen Beirats (Hrsg) (2011): Placebo in der Medizin. Deutscher Ärzte-Verlag, Köln.

Dimension von Wahrheit achten, nämlich auf die Wahrheit als „Wahrhaftigkeit"
im Sinn seiner persönlichen Authentizität.

Das Shared Decision Making-Modell stellt die konsequente Weiterentwicklung
des Kommunikationsmodell zwischen den medizinischen Professionen einerseits
und den Patient:innen andererseits dar: während im paternalistischen Modell der
„Informationsfluss vom Behandelnden zum Patienten" (Messer 2013: 261) verläuft und der Patient dabei weitgehend passiv bleibt, geht diese Stufe über in das
„professonal as agent modell" über, in der der Behandler die Patient:innen zwar
über deren Wünsche und Bedürfnisse befragt, gleichwohl aber allein entscheidet. Erst im Shared Decision Making Modell wird ein Kommunikationsmodell
proklamiert, in dem alle Beteiligten an der Entscheidungsfindung und der letzt-
endlichen Entscheidung gleichberechtigt beteiligt sind. (ausführlich dazu: Messer
(2013)[5]

Das PEF-Modell ist besonders dann sinnvoll, wenn mehrere alternative,
gleichwertige Behandlungsoptionen vorliegen (präferenzsensitive Entscheidungsfindung), die Entscheidung eine wesentliche Auswirkung auf die Lebensqualität
und Autonomie des:r Patient:in hat, die Patient:innen eine Beteiligung wünschen
und die Behandler:innen die Verantwortung nicht alleine übernehmen wollen.

Das Gesundheitswesen hat mit „handlungsfähigen Akteuren und potenziell
selbstbestimmungsfähigen Subjekten ihrer Lebenspraxis (zu tun), (mit Menschen
also, (die) mehr und anderes sind als Marionetten an den Fäden der sozialen Verhältnisse." (Scheer 2013: 230) Im Zusammenhang mit den theoretischen
Diskussionen über Empowerment, entwickelt sich auch die Diskussion um den
Begriff der „Agency" (der Handlungsfähigkeit) von Klient:innen (der sozialen
Arbeit). Diese Handlungsfähigkeit wird verortet in einem „Dualismus (….) und
(einer) Gemengelage von Zwängen und Einschränkungen (…) denen Indivi-
duen unterworfen sind und (gleichzeitig) (sind sie)Individuen, deren Autonomie
eine vor- oder außersozial gegebene Eigenschaft ist (…). (…) Der Agency-
Begriff beschreibt die Fähigkeit „sozial eingebetteter Akteure (…) sich kulturelle
Kategorien sowie Handlungsbedingungen auf der Grundlage persönlicher (…)
Überzeugungen anzueignen (…) und zu verändern." (Scheer 2013: 233).

Bezogen auf das Shared Decision Making-Konzept stellt die Forderung des/r
Patient:innen nach „gemeinsamer Entscheidungsfindung" ganz eindeutig einen
Akt dar, wie ihn die Agency-Forschung beschreibt. Dem partnerschaftlichen

---

[5] Ob die zukünftigen Mediziner:innen während des Studiums darin besser ausgebildet werden, konnte im Rahmen dieser Arbeit nicht weiterverfolgt werden; 2007 wurden noch erheb-
liche Mängel diesbezüglich konstatiert, vgl. Loh, Simon, Rockenbauch, Härter 2007.

Ansatz, in dem das Selbstbestimmungsrecht und die Informiertheit des/r Patient:in besonders betont wird (Braun & Marstedt 2011: 47 f.), entspricht aus juristischer Sicht die Forderung nach der „Pflicht des Arztes zur Aufklärung" (Katzenmeier 2012: 1093) um „informed consent" zwischen den Überlegungen des:r behandelnden Mediziner;in und der:m Klient:in überhaupt erst ermöglichen zu können (vgl. Katzenmeier 2012: 1092 ff.). Die praktische Umsetzung dieses Anspruchs ist (mindestens) „partiell defizitär" (Hart 2011: 117), auch – so Katzenmeier (2009) – weil diese „von der Gesetzlichen Krankenversicherung (GKV) (…) nicht finanziert wird, den Patienten belasten und das Vertrauensverhältnis zu seinem Arzt zerstören kann." Auch 2009 schimmert das paternalistische Gedankengut durch diese Aussagen. Es erscheint nicht verwunderlich, dass sich die Art der Kommunikation zwischen Mediziner:innen und Patient:innen ähnlich entwickelt hat, wie die Partizipationsmöglichkeiten der Patient:innen.

In neuesten Verlautbarungen plädiert die Bundesärztekammer für mehr Patient:innenbeteiligung.[6]

Die Praxis sieht allerdings etwas anders aus: Becker und seine Kolleg:innen werteten die Daten von etwa 800 Patienten aus, die zwischen 2017 und 2019 stationär an Schweizer Krankenhäusern behandelt wurden. Es gab keine Beschränkungen auf bestimmte Krankheiten, das Durchschnittsalter betrug 64,5 Jahre. Mehr als zwei Drittel der Patienten wollten gemeinsam mit den Mediziner:innen über die nächsten Schritte der Behandlung entscheiden („kollaborativ"). Etwa 15 Prozent der Befragten wollten ihre Entscheidungen vorwiegend allein treffen („aktiv"). 22 Prozent der Patienten zeigten Zurückhaltung, sich an medizinischen Entscheidungen zu beteiligen und zogen es vor, dass ihre Ärztinnen und Ärzte über die medizinische Behandlung entscheiden („passiv"). (Becker et al. 2022)

Elwyn, Durand & Song (2017) haben ein Ablaufschema entwickelt, mit dem der Kommunikations- oder Entscheidungsprozess besonders gut gestaltet werden kann. Dieser erfolgt in mehreren Schritten:

* Team Talk: Den Patient:innen wird deutlich gemacht, dass eine Entscheidungsnotwendigkeit besteht und betont, dass Mediziner:innen und Patient:innen (An- und Zugehörige) gleichberechtigte Partner:innen in dem Entscheidungsprozess sind. Die Behandler:innen bieten Unterstützung und Beratung an.

---

[6] Bundesärztekammer (2024): Bundesärztekammer plädiert für mehr Patientenbeteiligung (aerzteblatt.de) (2024–04-24).

- Option Talk: Die Mediziner:innen erläutern die unterschiedlichen, gleichwertigen, möglicherweise evidenzbasierten und leitlinienformulierten Behandlungsmöglichkeiten, erläutern Nutzen und Risiko jeder einzelnen Behandlungsoption und vergewissern sich, dass die Patient:innen auch wirklich verstanden haben, worum es gut. Die Behandler:innen gehen aktiv auf die Patient:innen zu und fragen sie nach deren Erwartungen und Befürchungen.
- Decision Talk: Wenn die Entscheidung aus Sicht der Behandler:innen ansteht, sollten sie klären, ob die Patient:innen überhaupt an der Entscheidungsfindung beteiligt werden wollen und ermitteln dann, welche Behandlungsoption für die Patient:innen vorstellbar ist. Gemeinsam wird dann die Behandlung ausgewählt und ein gemeinsames Vorgehen vereinbart. Möglicherweise muss diese Vereinbarung schriftlich erfolgen.

Diese drei Schritte ermöglichen es den Patient:innen eine „informierte Entscheidung" zu treffen. Die Befragung der Klient:innen in der dieser Publikation zugrunde liegenden Untersuchung, ergab, dass offenbar der Schritt 2 (Option Talk) häufig nicht optimal gestaltet wurde.

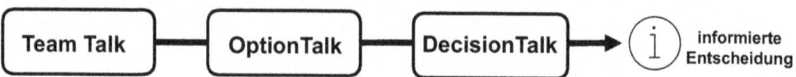

Abbildung 7.2 Schritte der Entscheidungsfindung. (Eigene Darstellung)

7.4   Der Diskurs der Aufklärung durch Mediziner:innen

In seiner Antrittsvorlesung zu seiner Berufung an das Collège de France am 2. Dezember 1970 macht Michel Foucault sehr deutlich, dass es ihm in der Diskussion um den Diskurs darum geht, „eine verborgene Wahrheit zu sagen oder die Zukunft vorauszukünden oder in aller Naivität das zu sehen, was die Weisheit der anderen nicht wahrzunehmen vermag." (Foucault 2023: 12) Er belegt aus seinem historischen Blickwinkel, dass der Diskurs „kontrolliert, selektiert, organisiert und kanalisiert wird – und zwar gewisse Prozeduren, deren Aufgabe es ist, die Kräfte und die Gefahren des Diskurses zu bändigen, sein unberechenbar Ereignishaftes zu bannen, seine schwere und bedrohliche Materialität zu umgehen." (Foucault

2023: 11) Der Diskurs wird beeinflusst (1) durch Ausschließungen (Verbote)[7], (2) durch die Grenzziehung zwischen Vernunft und Wahnsinn[8] und (3) durch eine „Grenzziehung zwischen dem Wahren und dem Falschen" (Foucault 2023: 13). Und diese Beeinflussung – seien sie bewusst oder unbewusst erfolgt – führen dazu, dass die Wahrheit „umgebogen" und gegen sie gewendet wird, „gerade dort, wo die Wahrheit es unternimmt, das Verbot zu rechtfertigen und den Wahnsinn zu definieren. (…)". (Foucault 2023: 17)

Während die der genannten Prozeduren „gewissermaßen von außen" wirken (Foucault 2023: 17), gibt es auch „interne Prozeduren, mit denen die Diskurse ihre eigene Kontrolle selbst ausüben; Prozeduren, die als Klassifikations-, Anordnungs-, Verteilungsprinzipien wirken. Diesmal geht es darum, eine andere Dimension des Diskurses zu bändigen: die des Ereignisses und des Zufalls." (Foucault 2023: 17). Foucault bezieht sich hier insbesondere auf den „Kommentar, (…) als große Erzählung (…) die man erzählt, wiederholt, abwandelt; Formeln, Texte, ritualisierte Diskurssammlungen, die man bei bestimmten Gelegenheiten vorträgt (…)." (Foucault 2024: 18)

Als Beispiele lassen sich hier die ICD-Verschlüsselungen nennen, die festlegen, welche Krankheiten in den ICD aufgenommen oder gestrichen werden (die „Krankheit Homosexualität" wurde erst am 17.05.1990 gestrichen) oder es wird der Versuch unternommen, die Fragen zum „assistierten Suizid" an Hand bestimmter Patient:innengruppen zu klären: „Ein Kompromiss wäre ein Gesetzesvorschlag, der sich zunächst in einer Übergangsphase von zwei Jahren auf den assistierten Suizid bei Palliativpatienten und schwerst körperlich kranken Patienten bezieht (…), ohne psychisch Kranke und gesunde Menschen in den Gesetzesvorschlag einzubeziehen." (DGS 2024: 44)

---

[7] „Es (gibt) heute zwei Bereiche (…), in denen der Raster besonders eng ist und die Verbote immer zahlreicher werden: die Bereiche der Sexualität und der Politik." (Foucault 2023: 11).

[8] Foucault beschreibt als weitere den Diskurs verändernde Prozedur die Grenzziehung zwischen Vernunft und Wahnsinn. Das Wort des „Wahnsinnigen" kann in einem „Diskurs nicht ebenso zirkulieren wie der der anderen: sein Wort gilt für null und nichtig." (Foucault 2023: 12).

Nimmt man die Gedanken Foucaults zum Diskurs auf, muss zunächst bedacht werden, dass – bezogen auf die Abwägungsprozesse einer Krankenhausbehandlung – der Begriff „Risiko", der ja ein wesentliches Diskussionsthema zwischen Behandler:innen und Klient:innen darstellt, unterschiedlich gefüllt wird: Mediziner:innen reden vom „technisch-wissenschaftlichen Risikobegriff vor allem mit Berechnungen von Eintrittswahrscheinlichkeiten, d. h. mathematisch-statistischen Berechnungen" (Keller & Poferl 1994: 45), während die Klient:innen ihre Entscheidungen von der eigenen Risikowahrnehmung bzw. -akzeptanz abhängig machen.

Mediziner:innen stecken also in einem mehrfachen Dilemma: sie müssen frühzeitig erkennen, wieweit die Klient:innen überhaupt an einer gemeinsamen Entscheidungsfindung interessiert sind; sie müssen sehr genau über die Begrifflichkeit des „Risikos" nachdenken und die Klient:innen auf deren „Ebene" ansprechen und – frei nach Foucault – sie müssen sehr genau überlegen, inwieweit die Informationen, die sie den Betroffenen geben, die (von den Patient:innen empfundene) Wahrheit „verbiegen". (Foucault 2023: 17)

7.5   Vom Wissen und Nichtwissen

Mediziner:innen wird eine sehr hohe Fachkompetenz und viel fachspezifisches Wissen unterstellt, die Klient:innen erwarten häufig sehr klare Aussagen zur Diagnostik, Prognose und zur Auswahl der richtigen Therapie. Aber es ist eigentlich klar, dass auch Ärzt:innen nicht alles wissen können und in manchen Situationen überfordert sein können. (vgl. Wilkesmann & Steden 2019)(vgl. Abbildung 7.3 n. Wilkesmann & Steden, eigene Darstellung)

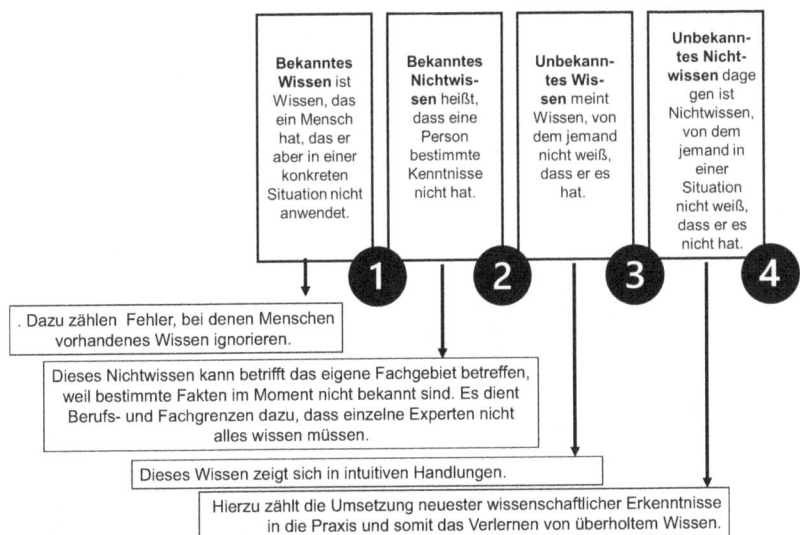

Abbildung 7.3 Formen des Nichtwissens. (Eigene Darstellung)

Die Nichtwissensform 2 und 4 führen dazu, dass die Entscheidungen abgesichert werden müssen, indem z. B. der Assistenzarzt mit seinem Oberarzt Rücksprache halten muss oder sich sonst irgendwie informiert. Beide Formen führen zu einer berechtigten Unsicherheit.

Das unbekannte Nichtwissen wird häufig unterschätzt und bekanntes Wissen vernachlässigt, die handelnde Person fühlt sich unberechtigterweise in Sicherheit und sie neigt zur Selbstüberschätzung. Es ist klar, dass dieser Person die Grenzen ihres Handelns oder ihrer Entscheidung aufgezeigt werden müssen.

Wird das bekannte Nichtwissen (2) überbewertet und das unbekannte Wissen (3) unterbewertet, fühlt sich die Person unberechtigt in Unsicherheit, sie unterschätzt ihre Kompetenz. Der Person sind ihre Grenzen bewusst und sie hinterfragt zu viel und zu oft, was den Eindruck des Zauderns und der Inkompetenz bei den Patient:innen hinterlassen könnte.

Überwiegt das bekannte Wissen (1) und das unbekannte Nichtwissen (4) ist der handelnden Person bewusst, wiegt sich die Person in berechtigter Sicherheit und kann ihre Entscheidungen mit großer Gelassenheit fällen. Die Patient:innen erwarten häufig genau diesen Typus von Mediziner:in, gerade in komplexen, schwierigen Behandlungssituationen.[9]

Von Mediziner:innen wird also erwartet, dass sie sich selbst hinsichtlich ihres (Nicht-)Wissens einschätzen und beispielsweise den Patient:innen oder Angehörigen deutlich machen, wo sie selbst nicht weiter wissen, wo ihnen die entsprechende Expertise fehlt und wie sie gedenken, sich das notwendige Rüstzeug zu besorgen. Dies ist insbesondere dann schwierig, wenn die Klient:innen den zuletzt beschriebenen Typs als Mediziner:in erwarten. Ein solcher Typus ist möglicherweise für zögerliche, unsichere Klient:innen hilfreich, für Patient:innen aber, die tatsächlich auf Augenhöhe behandelt werden wollen, könnte dessen Art das Vertrauensverhältnis nachhaltig stören bzw. sich gar nicht entwickeln lassen.

7.6   Zuhören fällt schwer

Schon in „stressfreien Situationen" fällt es nicht immer leicht, Gesagtes richtig und vollständig zu erfassen und zu behalten. Mit zunehmender Konfliktstärke entwickeln die beteiligten Personen einen *Tunnelblick*, d. h. sie nehmen ihre Umwelt und ihre Gesprächspartner:innen in deren Äußerungen selektiv wahr oder überhören schlicht, bestimmte Informationen. Das Denken wird beeinflusst, so dass es nicht selten zu Verdrehungen, Verabsolutierungen, Sturheit und Vereinfachung komplexer Sachverhalte kommt. Nicht zuletzt führt konfliktbedingter Stress zur „Deformation im Gefühl" (Stein 2024: 7), d. h. dass das Verhalten der anderen Person einseitig interpretiert, wird bis hin zu Fanatismus und Erstarrung, Abkapselung und dem Verlust der Ambiguitätstoleranz. Die Erstarrung zeigt sich sowohl im Beibehalten einer bestimmten Meinung als auch im Durchsetzen der eigenen Vorstellungen (fixierte Verhaltensmuster).

Neben den geschilderten Anzeichen eines konfliktbedingten Stresses, zeigt die kognitionspsychologische Forschung, dass der Mensch – gerade in Stresssituationen – Informationen nicht immer rational und objektiv aufnehmen und verarbeiten kann. Systematische Verzerrungen (Heuristiken und Bias) führen im Ergebnis dazu, dass Informationen verzerrt aufgenommen und bewertet werden, was dazu führt, dass die Bewertungen „falsch" sein können. Die am Konflikt beteiligte Person fühlt sich (möglicherweise zu Recht) missverstanden und verurteilt. Befindet sich ein Mensch im Zustand des „Negativitätsbias", hört sie die negative Information und „filtert" die positiven Informationen weg: Negative

---

[9] Eine kurze, aber gute Übersicht zu dieser Thematik findet sich in: Nichtwissen tut (nicht) weh | 11/2019 | Gesundheit und Gesellschaft Digital (gg-digital.de) (2024-04-17).

Informationen haben mehr Einfluss auf Urteile und Entscheidungen, Eindrucks-
bildung und die Bewertung sozialer Beziehungen. als neutrale oder gleich starke
positiv bewertete Stimuli (Norris 2020). Die Negativitätsbias werden oft evolu-
tionsbiologisch erklärt: im Zuge der Evolution musste der Mensch lernen, sehr
schnell und konkret Gefahren zu identifizieren: der Mensch, der weniger aufmerksam gegenüber Gefahrensignalen war, fiel möglicherweise Raubtieren, Lawinen
oder Überschwemmungen eher zum Opfer! (Rozin & Royzman 2001; Cosmides,
Tooby, Fiddick et al 2005)

Wie viele Behandlungsfehler sind bekannt?

8

Die Antragsentwicklung nimmt ständig zu, was u. a. mit der höheren Informiertheit der Klient:innen, als auch mit einem Wandel des Arzt-Patient:innen-Verhältnisses zu tun hat. Patient:innen werden zunehmend kritischer und sind selbstbewusster, wenn es um die Wahrung ihrer – vermeintlich geschädigter – Interessen geht. So gab die Unabhängige Patientenberatung Behandlungsfehlern durchgeführt zu haben (UPD 2018: 54) Im Jahr 2021 waren es etwa 5.000 Fälle, der größte Teil bezog sich auf operative Eingriffe (1.239 Beratungen) und rund 900 Fälle auf den Bereich Zahnmedizin. (DÄB 2021)

Der Medizinische Dienst gibt für 2022 13.059 Behandlungsfehler bekannt, wobei bei jedem vierten Fall ein Fehler und ein Schaden festgestellt wurde; „in jedem 5. Fall war der Fehler Ursache für den erlittenen Schaden." (MD 2022) Im Verlauf der Jahre 2011 – 2022 zeigt sich ein deutlicher Anstieg (Abbildung 8.1).

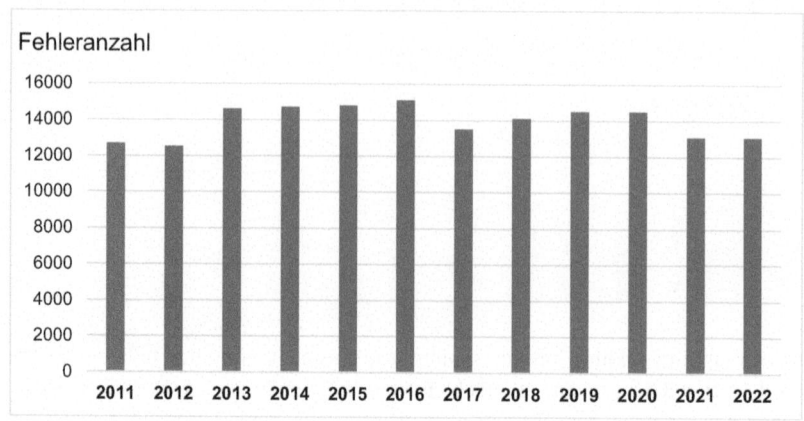

Abbildung 8.1 Behandlungsfehler 2011–2022[1]. (Eigene Darstellung)

Die hohe Zahl der Anträge kann aber nicht darüber hinwegtäuschen, dass nur ein kleinerer Teil der Anträge als „begründet" anerkannt wird. Bei den zuständigen Einrichtungen versuchte der Autor dieser Arbeit herauszufinden, wie lange die Verfahren anhängig waren und welche Schadensersatzansprüche (in EURO) zugestanden wurden, allerdings konnte die Schlichtungsstellen dazu keine Angaben machen.

Die Bundesärztekammer erfasst die Anträge, die den Schlichtungsstellen zur Entscheidung vorgelegt werden. Es kam zu 4.266 Sachentscheidungen bei insgesamt 8.052 eingereichten Patient:innenvorwürfen. Von den 4.266 Fällen wurden bei 3.148 Fällen ein Behandlungs- oder Aufklärungsfehler verneint. (BÄK 2022)

Interessanterweise meldet die Schlichtungsstelle in Niedersachsen für das Jahr 2023 weniger Meldungen (2022: 705, 2023: 685 Fälle); 151 Fälle wurden von der Schlichtungsstelle als Behandlungsfehler eingestuft, aber in nur 90 Fällen wurden Ansprüche gegen Ärzt:innen aus rechtlicher Sicht begründet.[2]

Ein interessanter Vergleich drängt sich auf: die bundesweit 100 Kfz-Schiedstellen bearbeiteten 2020 rund 8.600 Anträge, wovon letztlich 9,1 % bzw. 791 Anträge schließlich vor der Schiedskommission landeten[3], bei rund

---

[1] Quelle: Behandlungsfehlergutachten|Statistik|MedizinischerDienstBund(md-bund.de) (2024–01-10).

[2] WenigerAnträgebeiSchlichtungsstelleinNiedersachseneingegangen(aerzteblatt.de) (2024–04-29).

[3] Bilanz der Kfz-Schiedsstellen: Auf stabilem Niveau (autohaus.de) (2024–02-19).

47,7 Mio. zugelassenen Autos in Deutschland[4]. In den Kfz-Schiedsstellen landen als 0,018 % Beschwerden.

2020 wurden in bundesdeutschen Krankenhäusern rund 16,4 Millionen Patient:innen behandelt[5], 4.266 Beschwerden erreichten die Bundesärztekammer; mithin beschweren sich 0,026 % der behandelten Patienten bei der Bundesärztekammer.

8.1 Unerwünschte Ereignisse

Die bisher genannten Zahlen beziehen sich allerdings nur auf die „gemeldeten" Fälle, in denen Fehler vermutet oder nachgewiesen wurden. Die Zahlen des 2005 gegründeten Aktionsbündnisses Patientensicherheit (APS, Berlin) sollten in dieser Diskussion allerdings auch nicht unterschlagen werden: in einer Pressemitteilung vom Februar 2023 benennt die Organisation sog „unerwünschte Ereignisse" zwischen 5 % und 10 % (also bei ein – zwei Millionen Menschen) und „vermeidbare unerwünschte Ereignisse zwischen zwischen 2 % und 4 % (400.000 – 800.000). Die Organisation beklagt eine Haftungslücke / ligitation gap, also die Lücke zwischen den passierten und den gemeldeten Vorfällen. (APS 2023) Diese „unerwünschten Ereignisse" werden von etwa 95 Prozent der Allgemeinkrankenhäuser im sog. Critical Incident Reporting-System erfasst. Pro Jahr und Klinik werden etwa 55 kritische Ereignisse gemeldet. Im Schnitt reicht etwa jede zweite Krankenhausabteilung einen CIRS-Bericht ein. (Gambashidze, Blum, Rösner u. a. 2022: 30) Diese Zahlen sind jedoch mit Vorsicht zu betrachten, weil wohl nur ca. 40 % der Fälle auch wirklich gemeldet werden (Müller & Müller 2021: 10)

Damit ist die Einschätzung der Bürger:innen völlig richtig: „Ein Viertel der Befragten hält einen Schaden durch eine Behandlung für wahrscheinlich. Dies gilt sowohl für Behandlungen im Krankenhaus als auch für die Versorgung in der Arztpraxis." (Müller & Müller 2021: 11)

---

[4] AnzahlderAutosinDeutschland2023|Statista (2024–02-19).

[5] 13%wenigerstationäreKrankenhausbehandlungenimJahr2020-StatistischesBundesamt(destatis.de) (2024–02–19).

Die Rolle der Haftpflichtversicherer

Tamm (2018: 768) wies daraufhin, dass die für die Klien:innen kostenlos arbeitenden Schlichtungsstellen insbesondere das ärztliche knowhow hätten, um die Frage einer möglichen Schädigung beurteilen zu können. Auf diesen Sachverhalt verweisen auch die Haftpflichtversicherer hin und betonen, dass die sachliche Prüfung des angeblichen Fehlers durch eine:n Facharztkolleg:in vorgenommen würde. Das Prüfungsergebnis werde dann den Klient:innen so kommuniziert, dass diese das Ergebnis verstehen (und in der Regel auch) akzeptieren würden.

Eine solche Leistung könne in einer Mediation nicht erbracht werden.

Diese Aussage ist nur bedingt richtig, denn das Mediationsgesetz (MediationsG § 2, 4) sieht ausdrücklich die Einbindung „Dritter" in die Mediation vor, so dass der nötige Fachverstand jederzeit eingebunden werden könnte (Carl 2017: 491, Rn. 27; Gläßer 2016: 375, Rn. 54, vgl. auch Hattemer 2013: 299 ff.).

Die Rechtsschutzversicherungen verweisen zudem auf die Tatsache, dass die Patient:innen in der Regel anwaltlichen Beistand hätten, der – aus Vergütungsgründen – kein Interesse an einer Mediation hätte. Zudem seien die Patient:innen in der Regel emotional hoch belastet und eher auf Konfrontation aus. Sie bestätigen damit die Einschätzung von Tamm (2018:768), die den Klient:innen ein hohes Interesse an „Schadensersatzregelungen" bescheint und davon ausgeht, dass nur ein untergeordnetes Kommunikationsbedürfnis bestünde. Der Einschätzung, dass nur ein untergeordnetes Kommunikationsbedürfnis der Klient:innen besteht, widerspricht die Untersuchung von Vincent, Young & Phillips (1994), als auch Ewig (2016: 997, Rn. 62): eine hohe Anzahl der Klient:innen hat gerade diesen Anspruch: verstehen, akzeptieren, entschuldigen können – das setzt aber voraus, dass alle Beteiligten in einem Dialog „zur Befriedung und zum wechselseitigen Verständnis zwischen Arzt und Patient (beitragen wollen)". (Ewig 2016: 997 Rn. 62)

K. Neander, *Streitschlichtungsverfahren in Kliniken*, BestMasters, https://doi.org/10.1007/978-3-658-49077-5_9

Generell bevorzugen die Haftpflichtversicherer schon deshalb ein Schlichtungsverfahren vor den Schlichtungsstellen, weil dort der notwendige Sachverstand und generell das Bemühen vorhanden sei, den strittigen Sachverhalt
objektiv und für die Klient:innen nachvollziehbar zur Klärung zu bringen. Aus
den Erfahrungen der Haftpflichtversicherer zeigt sich zudem, dass so gut wie nie
nach einer Mediation nachgesucht würde, was sich aber im Wesentlichen daraus erklären würde, dass die Klient:innen in der überwiegenden Anzahl der Fälle
Anspruch auf Schadenersatz geltend machen würden.

10

Wie beurteilen die leitenden Mitarbeitenden der Kliniken die Mediationsverfahren?

Es wurden aus vier Akutkrankenhäusern, je drei Universitätskliniken bzw. Versorgungskrankenhäuser (gem. § 108 Nr. 3 SGB V) und vier Privatkliniken (gem. § 30 GewO) jeweils die ärztliche und pflegerische Leitung, der/die Verwaltungsleiter:in / Geschäftsführer:in und – sofern vorhanden – der/die Vorsitzende der Personalvertretung in ausführlichen Telefoninterviews befragt. (Neander 2019) Bevor die Befragung startet, wurden zwei in einer Klinik arbeitende Mediator:innen und vier Patientenvertreter:innen als Expert:innen zur Vorbereitung der Telefonbefragung interviewt; Vertreter.innen von ärztlichen Schlichtungsstellen konnten als Expert:in nicht rekrutiert werden.

10.1 Welche Konflikte / Konfliktarten führen in den Kliniken zum Einsatz professioneller Konfliktbearbeitungsverfahren?

Die Befragten geben im Wesentlichen drei Konfliktmuster an: die horizontalen (zwischen hierarchisch gleichrangigen Mitarbeitenden), die vertikalen (zwischen hierarchisch unterschiedlichen Mitarbeitenden) Konflikte und jene, die – nach Einschätzung der Befragten – unweigerlich zu Schadensersatz- oder Schmerzensgeldzahlungen führen werden. Um die letzte Gruppe, kümmern sich die Verwaltungsleiter:innen, die ersten beiden Gruppen zählen die Klärung von Schadensersatz- und Schmerzensgeldforderungen nicht zu ihren Aufgaben.

© Der/die Autor(en), exklusiv lizenziert an Springer Fachmedien Wiesbaden GmbH, ein Teil von Springer Nature 2025
K. Neander, *Streitschlichtungsverfahren in Kliniken*, BestMasters, https://doi.org/10.1007/978-3-658-49077-5_10

10.1.1 Vertikale und horizontale Konfliktarten

Einige Aussagen beschreiben die Einschätzung und das Vorgehen bei den horizontalen und vertikalen Konfliktmustern.

„Generell haben wir natürlich, wie überall wo Menschen zusammenarbeiten, Reibereien, kleinere Streitereien, also sowas, was jeder kennt. Da wird über Dienstpläne gestritten oder um Urlaubstage oder darüber, dass der eine Arzt netter zu einer Pflegekraft war, als zur anderen – Alltag eben. Ich nenne das mal „horizontale Konflikte", also jene zwischen Mitarbeitern auf gleicher Hierarchieebene. Und dann gibt's noch Konflikte, die ich „vertikale Konflikte" nennen will, die zwischen Ärzten und Pflegekräften oder zwischen Chefärzten und Stationsärzten stattfinden, die häufig auch eher banale Themen beinhalten und wo es meistens darum dreht, dass eine bestimmte Anordnung vergessen wurde oder sich eine Person möglicherweise ihre Kompetenzgrenze überschritten habe." (VWL S. 54/Z 1591)

Ein anderer Verwaltungschef:

„Wir haben da die „leichten Konflikte", das sind die Konflikte, die ganz „normal" zwischenmenschlich bedingt sind, was ja häufig vorkommt und zwischen Patienten und Pflegekräften oder Pflegekräften und Ärzten oder so ähnlich ablaufen. Es arbeiten Menschen miteinander und da bleiben Konflikte nicht aus. Dann haben wir die „schweren Konflikte", das sind Konflikte, von denen die beteiligten Ärzte oder Pflegekräfte davon ausgehen, dass die Patienten Schadensersatz haben wollen. Wie gesagt, für die „leichten Konflikte" bin ich nicht zuständig, solche Konflikte regeln die Mitarbeiter ggfs unter Mithilfe der Konfliktmanager:innen selbständig." (VWL S. 21, Z 648)

Ärztliche und pflegerische Leitungen, ebenso die Personalratsvorsitzenden beschreiben ähnliche Konfliktsituationen.

Die ärztliche Leiterin:

„Ich weiß gar nicht, ab wann man von einem „Konflikt" sprechen sollte – es sind vorwiegend klassische Reibereien, die nun mal entstehen, wenn Menschen miteinander arbeiten. Gerade bei der zunehmenden zeitlichen Belastung und der Arbeitsverdichtung bleibt es ja nicht aus, dass da mal ein Wort gesagt wird, dass dann zu Verletzungen führt. Solche Situationen sind nicht schön und auch nicht selten, aber unvermeidbar. Wir besprechen solche Situationen in den Teamsitzungen und versuchen den Arbeitsfrieden wieder herzustellen. Professionelle Hilfe benötigen wir dazu sicher nicht." (ÄL S. 19, Z 442)

Ein Pflegedienstleiter:

„Natürlich gibt es Reibereien und auch – ich sag mal – „Zickereien" zwischen den Mitarbeiterinnen untereinander, aber auch zwischen den verschiedenen Berufsgruppen. Ich würde hier auch nicht von Konflikt reden – Konflikte sind nach meiner Meinung, ernsthafte und tiefgreifende Auseinandersetzungen. Sowas haben wir hier eher selten. Wir regeln das untereinander und miteinander, gelegentlich werde ich als PDL´er hinzugezogen, manchmal auch ein Oberarzt. Aber das ist wirklich sehr selten. Wo genau die Trennlinie zwischen diesen Zickereien und einem Konflikt, der von einem Profi geregelt werden muss, kann ich ehrlicherweise nicht definieren." (PDL S. 12, Z. 288)

Zwei Betriebsratsmitglieder beschreiben die Situation folgendermaßen:

„Also unser Betriebsrat wird häufiger mal zu dieser Art von Streitereien eingeschaltet; es geht dann meistens um nicht gewährte Überstunden oder ungerechten Dienstplan, oder auch um die angebliche Bevorzugung einzelner Mitarbeiter. Dafür ist ja der Betriebsrat auch da und wir helfen den Kolleginnen v. a. mit unserer arbeitsrechtlichen Expertise. Natürlich versuchen wir zu vermitteln und in der Regel funktioniert das auch ganz gut." (BR S. 212, Z. 99)

„Wir kommen eigentlich nur ins Spiel, wenn die Mitarbeiter sich in ihren tarif- und arbeitsrechtlichen Belangen irgendwie benachteiligt fühlen. Dann kommen sie zu uns, wir versuchen dann die Inhalte zu klären und sprechen dann mit allen Beteiligten. Solche kleineren Streitereien kommen relativ häufig vor, sind aber in der Regel zeitnah und zur Zufriedenheit der Mitarbeiter schnell zu lösen. Ich mache das jetzt seit zehn Jahren, also hier im Betriebsrat, da mussten wir nur einmal einen Arbeitsgerichtstermin wahrnehmen." (BR S. 228, Z. 5)

10.1.2 Konflikte die möglicherweise zu Schadensersatzforderungen führen könnten

Wenn sich allerdings Patient:innen beschweren, unterscheiden die befragten Einrichtungen ziemlich deutlich, wer für diese Fragen zuständig ist. Beschweren sich die Patient:innen über das Essen oder ähnliche eher „hauswirtschaflichen" Probleme, kümmert sich die Pflegedienstleitung darum; klagen die Klient:innen allerdings über vermeintliche medizinisch-pflegerische Vorfälle, ist dafür in der Regel die Verwaltungsleitung zuständig.

„Also, wenn sich Patienten beschweren, dann wird die Beschwerde dann direkt an mich weitergeleitet, wenn es sich um einen medizinischen Vorwurf handelt oder eben einen an die Pflegenden. Da kommt ja möglicherweise eine Haftpflichtversicherung ins Gespräch und deshalb kümmere ich mich als Verwaltungsleiter darum." (VWL S. 18, Z. 54) VWL.: „Bei Beschwerden seitens eines Patienten, der glaubt, er sei nicht richtig behandelt oder gepflegt worden, werde ich sofort eingeschaltet. Das kommt allerdings in unserem Hause so gut wie nie vor. In einem solchen Falle ist es von besonderer Wichtigkeit alle Daten und Informationen zu haben, damit – sollte der Fall tatsächlich juristische Bedeutung gelangen – alle Unterlagen griffbereit sind. Da mögliche Gerichtsverhandlungen ja erst Jahre später stattfinden, verlasse ich mich nicht darauf, dass die medizinisch-pflegerische Administration alle Unterlagen gesammelt hat."

N.: „Also die Ärzteschaft oder die Pflegedienstleitung ist in solche Fälle gar nicht eingebunden?"

VWL.: „Doch natürlich, ich hole mir deren Expertise und Einschätzungen des Sachverhalts ein. Eine andere Vorgehensweise wäre gerade zu fahrlässig. Aber es macht ja – auch formaljuristisch – wenig Sinn, wenn die „Beklagten" selber ihre Verteidigung organisieren. Da bin ich als Verwaltungsleiter objektiv und unabhängig. Das dient letztlich auch dem sich beschwerenden Patienten."

N.: „Und die Ärzteschaft ist mit Ihrem Vorgehen einverstanden?"

VWL.: „Natürlich gab und gibt es da manchmal auch Diskussionen um die Zuständigkeiten, aber diese Vorgehensweise hat sich in unserem Hause bewährt, es besteht somit kein Grund das Verfahren zu ändern."

N.: „Aber gibt es nicht auch bei den Ärztekammern entsprechende Verfahren, mit denen solchen Patientenklagen nachgegangen wird?"

VWL.: „Natürlich, die zuständige Ärztekammer wird von mir auch eingeschaltet, aber wie gesagt: ich habe die Fäden in der Hand." (VWL S. 99, Z. 84 ff.)

Einer der leitenden Ärzte berichtet:

LA.: „Bei Beschwerden von Patienten, die mit unserer Behandlung nicht einverstanden sind oder uns vorwerfen, wir hätten einen Fehler gemacht, ist formal der Verwaltungsleiter zuständig. Das bedeutet in der Praxis allerdings, dass ich als Chefarzt zunächst einmal das Gespräch mit den Patienten suche. Ich versuche zu klären, welcher Vorwurf im Raum steht und versuche, den Patienten davon zu überzeugen, dass wir sehr gründlich, sehr genau und mit hoher Verantwortung unsere Diagnostik und Therapie durchführen – ein Fehler mit an Sicherheit grenzender Wahrscheinlichkeit von unserer Seite nicht festzustellen ist."

N.: „In dem Gespräch versuchen Sie also die Vorwürfe zu zerstreuen?"

LA.: „Was heißt zerstreuen? Das hört sich vorsätzlich an. Wissen Sie, wir sind Ärzte geworden, weil wir Gesundheit erhalten oder wieder herstellen wollen und wir sind uns der Verantwortung, die auf unseren Schultern liegt, mehr als bewusst. Nicht Jeder ist für diesen Beruf geeignet. Mit unserer Expertise, das wollte ich zum Ausdruck bringen, erklären wir dem Patienten, dass und warum ein Fehler oder eine

Fehlbehandlung ausgeschlossen werden kann. Wir weisen auch darauf hin, dass wir ihn ja ausführlich aufgeklärt haben, er somit ein bestimmtes Risiko bewusst eingegangen ist und dass manche Situationen sich ja auch dadurch entwickelt haben können, dass er den Anweisungen und Vorschlägen der behandelnden Kollegen möglicherweise nicht nachgekommen, oder sagen wir: nicht ausreichend nachgekommen sein könnte."

N.: „Sie weisen also den Patienten darauf hin, dass ein von ihm beklagter, vermeintlicher Behandlungsfehler, von ihm selbst verschuldet sein könnte?"

LA.: „Naja, zumindest mitverschuldet. Das lässt sich ja nie ganz ausschließen. Wir können den Patienten ja nicht 24 Stunden am Tag überwachen, wer will da ausschließen, dass er sich möglicherweise an Absprachen nicht gehalten hat?" (LA S. 224, Z. 34 ff.)

Ein anderer Chefarzt:

CA: „Bei Beschwerden über angeblich fehlerhafte oder unzureichende Behandlung durch einen Patienten oder durch dessen Angehörigen sind in unserem Haus die Zuständigkeit relativ klar geregelt. Formal ist die Beschwerde schriftlich beim Verwaltungsleiter einzureichen, weil er in direktem Kontakt mit der Versicherung steht und den Fall dort gleich bekannt machen kann. Inhaltlich ist jeder Chefarzt natürlich zuständig, denn der Verwaltungsleiter hat ja nun von Medizin keine Ahnung. In der Regel spricht einer meiner Oberärzte mit dem Patienten, hört sich seine Beschwerde an und erläutert noch einmal, was wir bereits in der Patientenaufklärung vor der Behandlung mit dem Patienten und seinen Angehörigen besprochen haben. Damit machen wir ihm klar, dass jede medizinische Behandlung immer auch die sehr, sehr seltene Gefahr birgt, dass sie nicht so verläuft, wie man sich das vorgestellt hat. Dafür gibt's ja viele Gründe."

N.: „Das heißt, sie versuchen dem Patienten klarzumachen, dass ein Fehler seitens der Ärzteschaft nahezu ausgeschlossen werden kann?"

CA: „Wenn Sie es so formulieren wollen, ja. Eine Therapie wird ja immer von mehreren Ärzten in der Klinik durchgeführt und von Oberärzten und Chefarzt überwacht – einem von den beteiligten Ärzten würde auffallen, wenn irgendetwas nicht stimmt. Außerdem gibt's ja entsprechende Leitlinien und Evidenzen, nach denen wir uns richten."

N.: „Und die Patienten sind dann zufrieden?"

CA: „In der Regel ja, zumal ja grundsätzlich nicht auszuschließen ist, dass die Patienten oder die Schwestern Fehler gemacht haben, die sich negativ auf das Therapieergebnis ausgewirkt haben könnten."

N.: „Also der Patient hat selbst schuld?"

CA: „Naja, was heißt selbst schuld, das klingt so, als hätte sich der Patient mit Vorsatz selbst geschädigt. Nein, das natürlich nicht. Aber jeder Mensch ist ein Gewohnheitsmensch und wenn wir im vor der Behandlung sagen, dass er bestimmte Verhaltensweisen in der nächsten Zeit unterlassen soll, wer kann ausschließen, dass der Patient nicht doch wieder in alte Verhaltensmuster gefallen ist?"

N.: „Sie sagten, dass Sie dem Patienten auch sagen würden, dass ja die durch den Patienten vorgetragene Situation auch durch das Pflegepersonal ausgelöst sein könnte.?"

CA: „Ja, natürlich kann man auch das nicht ausschließen. Die Schwestern stehen unter enormen Zeitdruck, da passieren auch mal Fehler – wer will da den ersten Stein werfen? Aber das muss ja in einem denkbaren Verfahren auch berücksichtigt werden, dass so eine Situation denkbar ist.

N.: „In den Gesprächen, die Ihre Oberärzte mit den Patienten führen, wird denen also verdeutlicht, dass einer Beschwerde eigentlich nur in den seltensten Fällen abgeholfen werden kann?"

CA: „Genau, ich denke man sollte den Patienten deutlich machen, wie komplex eine medizinische Behandlung bzw. eine interdisziplinäre Behandlung und Betreuung unter Leitung der Ärzteschaft ist, wie viele denkbare Schwachstellen es geben kann. Dann wird den Patienten deutlich, dass ein Vorwurf „Du Doktor, hast einen Fehler gemacht!" kaum haltbar sein kann, weil die Behandlung eben in der Regel doch sehr komplex ist." (LA S. 332, Z. 54 ff.)

Auch wenn mögliche „Behandlungsfehler" durch die Ärzteschaft selbst bzw. von den Verwaltungsleitern bearbeitet werden, äußern sich dazu auch die Pflegedienstleiterinnen.

PDL: „Also, wenn der Patient sich beschwert, dass irgendetwas nicht in seinem Sinne ist, also bezogen auf die Therapie oder so, nicht bezogen auf Verpflegung oder Unterbringung oder die Pflege selbst, dann ist natürlich der Verwaltungsleiter zuständig. Der geht in die Diskussion mit dem Patienten. Das kommt ja kaum vor, während des stationären Aufenthalts, die Patienten von denen ich weiß, dass sie sich beschwert haben, taten das erst, wenn sie aus der Reha zurück waren oder zumindest schon wieder zu Hause."

N.: „Sie haben also mit solchen Beschwerden nichts zu tun?"

PDL: „Naja, eigentlich eher nicht. Manchmal kommt der Chefarzt und fragt uns, ob wir uns noch an Frau X oder Herrn Y erinnern können und wie sich der Patient auf der Station verhalten habe, ob wir bemerkt hätten, dass er sich gegen Vorgaben der Ärzte gestellt hätte oder sonst irgendetwas getan habe, was seine Behandlung hätte beeinflussen können."

N.: „Und? Was sagen Sie dann?"

PDL: „Also ich erinnere mich nicht an irgendeinen Fall, wo ein Patient bewusst gegen bestimmte Verhaltensregeln verstoßen hat. Natürlich, manchmal vergessen die Patienten auch bestimmte Dinge, es sind ja auch häufig sehr alte Menschen bei uns, also ich meine jetzt nicht demente Leute, sondern einfach alte Menschen. Die haben so ihre Gewohnheiten und da passiert es dann eben, dass die aufgestanden und zur Toilette sind, obwohl sie noch strenge Bettruhe haben. Aber wie gesagt, bewusste Verstöße gegen medizinische Vorgaben habe ich nicht erlebt. In einem Fall hatten wir als Schwestern dann plötzliche ein Problem: da wurde ernsthaft von einer Assistenzärztin unterstellt, der besagte Behandlungsfehler könne ja möglicherweise dadurch entstanden sein, dass wir nicht richtig aufgepasst hätten."

N.: „Sie hatten das Gefühl, dass Ihnen die Schuld in die Schuhe geschoben werden sollte?"

PDL: „Naja, also so krass würde ich das jetzt nicht formulieren. Aber irgendwie, doch, ja, wir hatten den Eindruck, dass aus Sicht der Ärzteschaft ein Fehler, den sie gemacht haben könnten, völlig ausgeschlossen wurde. Und wer kann schon zu 100 % ausschließen, dass ihm nicht auch ein Fehler unterlaufen ist."

N.: „Und da hatten Sie den Eindruck: wir Ärzte können keine Fehler gemacht haben, also muss es die Pflege gewesen sein?"

PDL: „Ja, so unterschwellig kam dieses Gefühl auf. Die Ärzte haben ja auch ständig Stress und wir alle hier im Krankenhaus sind ja tätig, weil wir helfen und nicht schädigen wollen. Und da ist es dann natürlich traurig, wenn man feststellen muss, dass irgendetwas nicht geklappt hat oder irgendjemand einen Fehler gemacht hat."

N.: „Ist denn eindeutig zu klären, wer einen Fehler gemacht haben könnte?"

PDL: „Das ist eigentlich nicht möglich, es sei denn, die Person, die einen Fehler macht, ist eindeutig zu identifizieren: also wenn wir von der Pflege die regelmäßige Lagerung nicht machen – dann kann das relativ eindeutig nachgewiesen werden. So! Aber wenn ein Knochen nicht ganz so zusammenwächst, wie das eigentlich gedacht war, dann wüsste ich nicht, wie man da eine Person zur Verantwortung dafür ziehen könnte. Wissen Sie, ich bin seit mehr als 20 Jahren in der Pflege tätig. Da merkt man auch eine Veränderung des Anspruchs, den Patienten haben. Nicht selten kommen die und spielen sich auf, als wären sie im ADLON-Hotel in Berlin. Wir Schwestern werden gescheucht, als wären wir irgendwelche Hilfsarbeiter und die Ärzte werden behandelt, als seien sie Roboter. Roboter müssen 100 % funktionieren und wenn dann eine Assistenzärztin Unsicherheit zeigt, dann spielen sich die Patienten auf." (PDL S. 66, 34 ff.)

Einer der befragten Personalratsmitglieder äußert sich wie folgt:

PR.: „Für Vorwürfe durch Patienten, sie seien durch die Behandlung oder durch die Pflegekräfte geschädigt worden, ist der Verwaltungsleiter zuständig. Das halten wir deshalb für sinnvoll, weil er der Ansprechpartner auch für die Versicherung ist. Die fachliche Bearbeitung machen natürlich die Chefärzte. Aber neutral verläuft die Fallbearbeitung natürlich nicht ab. Eigentlich müsste eine Beschwerde eines Patienten bei einer neutralen Person eingehen, die dann diesem Fall nachgeht, Dokumente sichtet, Betroffene und Kliniksmitarbeiter befragt. Das gibt's leider in unserem Hause nicht."

N.: „Warum ist die Neutralität aus Ihrer Sicht so wichtig?"

PR.: „Nun, jeder dem ein Fehler vorgeworfen wird, egal ob es einer war oder nicht, geht in die Verteidigungsposition. Das ist völlig normal. Und durch die Brille dessen, der sich verteidigt, sind immer alle anderen die Gegner: der Patient, die Angehörigen, die Pflegenden, wer auch immer. Und da ist es doch nicht unwahrscheinlich, dass die Sichtung der Unterlagen und die Gespräche mit dem Patienten oder seiner Familie, ich sag mal, gefärbt ist durch die beschlagene Brille des beschuldeten Arztes, oder?"

N.: „Sie könnten sich also vorstellen, dass Aufarbeiten eines solchen Vorwurfes, möglicherweise nicht immer objektiv ist?"

PR.: „Allerdings, wobei ich nicht Absicht unterstelle, das wäre ja kriminell. Nein, ich gehe von mir selbst aus. Wenn ich angegriffen werde, ob zu Recht oder zu Unrecht, verteidige ich mich. Dann ist mir meine Sicherheit wichtig. Warum sollten Ärzte anders reagieren, wenn sie sich angegriffen fühlen.

N.: „Also eine unabhängige Person, die schon im Vorfeld der möglichen Gerichtsverhandlungen, die Sachlage aufnimmt, Unterlagen sichtet, Gespräche führt usw.?"

PR.: „Ja, genauso stelle ich mir das vor. Dann unterbleibt auch die Schuldverschiebung auf Dritte. Neutralität ist da sehr wichtig, denn wenn der Patient recht hat, dann muss er auch entschädigt werden."

N.: „Sie sprachen von Schuldverschiebung?"

PR.: „Ja, das ist doch auch denkbar. Wie viele Leute interagieren verbal, aber eben auch körperlich mit dem Patienten: Pflegekräfte, Physiotherapeuten und was weiß ich denn. Theoretisch könnten die doch auch für den möglichen Fehler verantwortlich sein, oder? Und in dem ich als beschuldigter Arzt den Patienten darauf hinweise, dass ja auch andere Berufsgruppen oder gar er selbst oder seine Angehörigen zumindest eine Teilschuld haben könnten, lenke ich von mir ab."

N.: „Was hätte das für eine Bedeutung für den Patienten?"

PR.: „Ich war früher bei der Bundeswehr. Da habe ich gelernt: wenn du mehrere Fronten gegen dich hast, zieh dich zurück. Nichts anderes wird der Patient tun. Wenn ihm gesagt wird, Du, lieber Patient, an dem angeblichen Schaden, den Du mir vorwirfst, können aber auch diverse andere Leute und sogar du selbst schuld sein – was macht der Patient: er gibt auf! Zieht seine Beschwerde zurück, fertig." (PR S. 54, Z. 67 ff.)

10.1.3 Zwischenfazit

Die horizontalen und vertikalen Konflikte oder Reibereien innerhalb der Klinik werden in der Regel miteinander in Teamsitzungen oder durch die jeweils vorgesetzte Führungskraft intern geregelt. Dabei wird davon ausgegangen, dass die Führungskräfte die entsprechenden Kompetenzen haben und von den Mitarbeitenden stillschweigend erwartet, dass sie sich wie „erwachsene Menschen" verhalten. Deutlich schwieriger ist die Situation, wenn sich Konflikte zwischen Klinik und Patient anbahnen, die möglicherweise Schadensersatz- / Schmerzensgeldforderungen nach sich ziehen könnten. Formal ist in den befragten Kliniken geregelt, dass die Verwaltungsspitze federführend die Beschwerde prüft und den Haftpflichtversicherer informiert. Teilweise werden die zum Fall gehörenden Unterlagen auch an die Ärztekammern abgegeben. Inhaltlich sind die Chefärzt:innen für die Bearbeitung des Falles zuständig. Aus einigen Aussagen der befragten Mediziner:innen wird deutlich, dass der Versuch unternommen wird, dem beschwerdeführenden Patienten zu verdeutlichen, dass die Ursachen für ein fehlerhaftes Resultat auch durch die anderen Berufsgruppen oder eben auch durch ihn selbst verursacht worden sein könnte. Es wird suggeriert, dass eine offizielle Beschwerde im Sinne einer Anzeige eigentlich von vorneherein erfolglos sein dürfte.

Es wird auch berichtet, dass in Einzelfällen der Versuch unternommen wurde, andere Berufsgruppen für den Fehler verantwortlich zu machen und grundsätzlich wird die dringend erforderliche „Neutralität" des Berufsstandes, dem durch den Patienten ein Vorwurf gemacht wird, in Frage gestellt.

10.1.4 Für die Praxis

Die hier vorgestellten Aussagen berücksichtigen wichtige Forschungsergebnisse zum Konfliktmanagement nicht:

Konflikte entstehen auf der Sach- und der Beziehungsebene. Der Appell an den „gesunden Menschenverstand", der den Beteiligten helfen soll, einen Konflikt zu lösen, mag möglicherweise bei Ebenen auf der Sachebene funktionieren: die beteiligten Personen können den Versuch unternehmen, eine Lösung zu finden, wenn es um eine Sachebene geht: Dienstplanprobleme, Fehler bei einer Bestellung, Fehler beim Eintrag in den Kalender. Eine Konfliktsituation, die sich auf der Beziehungsebene entwickelt, lassen sich aber nicht so ohne Weiteres mit dem „gesunden Menschenverstand" regeln, weil es nicht möglich ist, Gefühle wegzudiskutieren.

Professionelle Konfliktmoderator:innen haben die Expertise, den Konflikt zu analysieren und mit entsprechenden Interventions- und Moderationstechniken die Konfliktsituation zu entschärfen. Hier geht es im Wesentlichen um die Fähigkeit, strukturiert die Konfliktsituation zu erfassen und klassische Softskills der empathischen Beratung einzusetzen. (Neander 2024)

Grundsätzlich müssen Konflikte aber anders bewertet werden: denn Konflikte sind erstmal produktiv, d. h. Konflikte fördern Veränderungen: „Neues gegen Bestehendes" (Eidenschink 2024: 20). Diese Tatsache muss uns nicht gefallen, wir müssen mit ihm umgehen, wie mit dem Wetter. Eidenschink (2024: 22) stellt die Hypothese auf, dass Konflikte nicht primär durch den Menschen „gemacht" seien, denn die meisten Menschen würden Konflikte lieber vermeiden und ihnen aus dem Weg gehen, sondern dass Konflikte „Folge einer dynamischen Welt sind. Unsere Welt entsteht ständig neu, ist im Fluss und sorgt gleichzeitig dafür, dass in diesem ständigen Fluss etwas Stabiles bleibt und damit Ordnung entsteht." (Ders.: S. 22) Auf den hier zu diskutierenden Kontext der Konfliktsituationen in einer Klinik bezogen, gilt ähnliches: die Sichtweise, Wahrnehmung und die Interpretation zwischen dem Auftreten des ersten Symptoms, über die Diagnostik, die darüber stattfindende Kommunikation, die Behandlung und die Erwartungen an den Erfolg derselben, verändern sich im Prozess und führen zur Verunsicherung bei allen Beteiligten. Man darf daher die Frage stellen, ob die Vorgehensweise der sog. „Schlichtungsstellen" und die der hier zitierten Geschäftsführer:innen, kritisierende, anwürfige Verhaltensweisen der Patient:innen oder deren An- und Zugehörigen gleich in eine justitiable Administration überzuleiten, für alle Beteiligten wirklich hilfreich ist. Die bereits zitierte Untersuchung von Vincent, Young & Phillips (1994) belegt eher die These von Eidenschink.

10.2 Hat die Klinik eine:n eigene:n Konfliktmanager:in

Die Frage nach speziell ausgebildeten „Konfliktmanager:innen" wird regelmäßig verneint. Entweder unterstellen die Befragten, dass sich die am Konflikt beteiligten Personen, wie Erwachsene verhalten und die Probleme zu lösen suchen oder es wird allgemein auf die Mitarbeitenden in den Betriebs- oder Personalräten verwiesen:

> N.: „Ich schließe aus Ihren Worten, dass sie keine innerbetrieblichen Konfliktmanager:innen beschäftigen?"
> VWL.: „Nein, ich wüsste auch nicht, wozu. Wie gesagt: die Ärzte sollen sich wie erwachsene Menschen verhalten, dann gibt's keine Probleme."
> (VWL, S. 4, Z. 109)

Zwei Pflegedienstleiter:innen argumentiert:

> „Speziell geschult sind die Personen nicht, nein, sie werden gebeten, sich zur Verfügung zu stellen, während der Arbeitszeit – einige haben spezielle Sprechstunden." (PDL, S. 11, Z. 304)
> „Ach, wissen Sie, wir haben weder Konfliktmanager noch unsere Mitarbeiter auf spezielle Konfliktbearbeitungsverfahren trainiert. Ich glaube, dass wir in unserem hausinternen Fortbildungsprogramm so die üblichen Seminare anbieten: Kommunikation und so. Aber ich, oder wir im Leitungsteam setzen voraus, dass die nach geordneten Mitarbeiter genügend Lebenserfahrung haben, solche Probleme mit dem gesunden Menschenverstand und guter Erziehung und Anstand regeln können. Wo gearbeitet wird, wo Menschen teilweise sehr eng zusammenarbeiten, gibt es hin und wieder Animositäten, vielleicht auch Streitigkeiten … aber das kann ja kein Grund sein, jede Krankenschwester zur „Konfliktmanagerin" auszubilden." (PDL, S. 33, Z. 185)

Die Ärzteschaft argumentiert da überraschend anders.

LA.: „Da stellen Sie eine interessante Frage. Nein, wir haben keinen speziell ausgebildeten Konfliktmanager und das ist eigentlich bedauerlich. Natürlich sind wir grundsätzlich in der Lage, kleinere Konflikte zu klären, also zum Beispiel, wenn es Unstimmigkeiten zwischen den Kollegen oder auch zwischen Ärzten und Schwestern gibt. Das sollte in einem halbwegs intakten Team ja wohl auch gelingen. Aber in manchen Situationen merken wir eben, dass wir nicht genügend Kompetenzen haben. Ja, wir machen dann Supervisionen und manchmal gelingt es auch dort Hürden in der Kommunikation und im Miteinander zu bewältigen. Aber wir hatten durchaus schon Situationen, wo die Fronten so verhärtet waren, dass dann Anwälte eingeschaltet wurden. Das finde ich bedauerlich und auch überflüssig. Hier könnte ich mir vorstellen, dass mit speziell trainierten Konfliktmanagern im Vorfeld doch die Eskalation zu verhindern wäre."

N.: „Denken Sie da vorrangig an Team-Konflikte?"

LA.: „Ja, das sind ja wohl in einem Krankenhaus die häufigsten Konflikte, aber es gibt sicher auch Situationen zwischen Patienten und deren Angehörigen und uns als Ärzteschaft oder allgemeiner: uns, als Krankenhaus, wo ein Konfliktmanager gut helfen könnte. Ob der fest angestellt oder zumindest auf Zuruf relativ schnell eingeschaltet werden kann, darüber müsste man nachdenken, aber ja, generell würde ich eine Institution, wie einen Konfliktmanager, unbedingt begrüßen." (LA, S. 158, ab Z. 312)

LA.: „Nein, wir haben keinen Konfliktmanager und für das tägliche Geschäft, das tägliche klein-klein, benötigen wir so einen Fachmann auch nicht. In der Geschäftsführung sind wir uns da einig: alle Erwachsenen sollten in der Lage sein, eine Einigung hinzubekommen, ggfs. bieten wir Supervision an. Aber dennoch könnte ich mir vorstellen, dass insbesondere bei Unstimmigkeiten zwischen Patienten und Krankenhaus eine neutrale Konfliktmanagementinstitution eine sinnvolle Einrichtung wäre. Denn eins ist ja klar: wenn wir als Krankenhaus oder als Ärzte von Patienten, oder viel öfter von Angehörigen, angegriffen werden, gehen wir naturgemäß in die Verteidigungsposition. Das ist vielleicht nicht die für eine Konfliktlösung ideale Verhaltensweise. Ein neutraler Konfliktmanager, der seinen Job gelernt hat, könnte hier sicher besser vermitteln und möglicherweise auch Lösungen finden, die in der Gemengelage zweier sicher verteidigender Parteien nur schwer entwickelt werden könnten. (LA, S. 202, ab Z. 145)

Zwei Aussagen von Chefärzt:innen spiegeln eine sehr interessante Wahrnehmung der eigenen Rolle wider:

„Geschulte Konflikttrainer? Wozu? Wissen Sie, ich bin seit 25 Jahren in leitender Funktion tätig und habe schon viele Auseinandersetzungen in unterschiedlicher Intensität erlebt. Nicht selten kommen die Mitarbeiter meiner Abteilung irgendwann zu mir, weil sie meinen Rat wünschen oder ich bitte die Streithähne in mein Büro. Mein Studium und meine lange Berufs- und auch Lebenserfahrung sind Garant für eine Beilegung des Streites. Da braucht es keine sogenannten „Fachleute". (CA 4, S. 8, Z. 958 f.)

„Wissen Sie, meine Erfahrung zeigt, dass, wenn solche Leute erstmal in einem Betrieb sind, jedes kleine Problem, jeder kleine Dissenz, zu einem Megakonflikt hochgejubelt wird. Diese „Spezialisten" müssen ja ihre Daseinsberechtigung auch unter Beweis stellen. Das will ich nicht unterstützen und bin da auch mit den Kollegen aus der Klinikleitung einig. (CA 5, S. 12, Z. 1871)

Die Personalvertreter:innen wünschen sich sogar eine bessere Ausbildung im Konfliktmanagement:

„Wir vom Personalrat bekommen natürlich Schulungen mit dem Schwerpunkt „Konflikt" regelmäßig, dennoch würde ich nicht sagen, dass wir eine systematische Ausbildung in Konfliktmanagement hätten. Es wäre m. E. wünschenswert, denn wir werden ja nicht nur in kleineren Streitfällen eingeschaltet, sondern möglicherweise auch bei den größeren beispielsweise Tarifkonflikten gefragt." (PR 3, S. 5, Z 298)

PV.: „Also, wir bekommen so „Konfliktmanagement light" in den Seminaren angeboten. Aber ernsthafte Konflikte können wir dennoch nicht managen und dann werden immer gleich die Anwälte eingeschaltet. Wenn es so weit gekommen ist, dann ist endgültig das Vertrauen hin, jeder achtet auf seinen Vorteil, will sich durchsetzen und ich finde, dass das einem Umgang unter Erwachsenen unwürdig ist. Deshalb würde ich es sehr begrüßen, wenn wir, als Personalvertreter oder eben auch externe Personen mit entsprechender qualifizierter Aus- und Weiterbildung im Konfliktmanagement eingesetzt werden könnten."
N.: Sollten solche Konfliktmanager nach Ihrer Ansicht in allen Streitigkeiten eingesetzt werden?
PV.: Nein, das glaube ich, wäre nicht notwendig, aber wir haben hier manchmal Auseinandersetzungen mit Mitarbeitern, die den Anforderungen nicht genügen und wo Kündigungen anstehen oder auch mit Patienten oder Angehörigen, die irgendwie unzufrieden sind. Da könnte ich mir durchaus ein auch externes Konfliktmanagement vorstellen. „PV S. 222, ab Z. 45)

Eine Einrichtung berichtet über ein spezielles Konzept zur Konfliktmoderation:

VWL.: „Für die erste Gruppe, also die Streitereien zwischen den Mitarbeitern, habe ich eine hauseigene hotline mit einer Telefonnummer organisiert, die in den Zeiten zwischen 8 – 18 Uhr eine Person erreichbar ist, die nach Schulz-von-Thun und / oder ein Gewaltfreie Kommunikation ausgebildet ist. Die Person, die durch die hotline erreicht wird, soll v. a. erreichen, dass die anrufende Person emotional entlastet wird und mit ihr wird dann geklärt, ob z. B. ein Gespräch mit der „anderen" Person gemeinsam geführt werden soll oder welche Maßnahmen der anrufenden Person helfen können. Ggfs. wird ein Kontakt zum Personalrat hergestellt oder was auch immer."

N.: „Und diese Hotline wird angenommen?"

VWL.: „Allerdings, sonst könnte ich sie auch nicht im Kliniksvorstand finanziert bekommen. In unseren jährlich stattfindenden Personalbefragungen, die ein unabhängiges Forschungsinstitut für uns durchführt, wird das Vorhandensein dieser hotline besonders hervorgehoben und mit als ein wichtiger Grund für das angenehme Arbeitsklima in unserer Klinik explizit genannt."

N.: „Mit anderen Worten: die Aufgabe dieser Hotline ist es, den Mitarbeitenden die Möglichkeit zu geben, anonym ihren Ärger los zu werden und so die Möglichkeit zu entwickeln, den Konflikt z. B. lösungsorientierter angehen zu können?"

VWL.: „Ja, das ist das Ziel .... Es funktioniert offenbar gut." (VWL S. 40, Z 1158 – 1209)

10.2.1 Zwischenfazit

Insgesamt kann in den befragten Einrichtungen kein ausgeprägtes, fachlich fundiertes Konfliktmanagement beobachtet werden. Die leitenden Personen gehen in der Mehrzahl davon aus, dass genügend „gesunder Menschenverstand" und die „Lebenserfahrung" im Unternehmen vorhanden ist, um Konflikte lösen zu können. Einige der befragten fordern sehr deutlich die Einbindung – auch externer – Konfliktmanager, weil ihnen ihre eigene Kompetenz in manchen Fällen als nicht ausreichend erscheint und weil sie verstanden haben, dass sie selbst, als angegriffene oder zumindest mit dem Streitthema involvierte Personen, eine Streitsituation nicht neutral befrieden können.

10.2.2 Für die Praxis

Ein wichtiges Argument gegen den Einsatz (und die Finanzierung) spezialisierter Konfliktmoderator:innen ist die Tatsache, dass Spezialist:innen Geld kosten, egal ob man sie fest im Haus angestellt hat oder sich von Fall zu Fall die Expertise einkauft. Die zwei Seiten der Kostenmedaille liegen auf der Hand: ein Unternehmen muss überlegen, welche Kosten entstehen, wenn ein professionelles Konfliktmanagement im Haus etabliert wird und welche Kosten die Bilanz des Unternehmens schmälern, wenn (gut zahlende) Klient:innen nicht mehr in die Klinik kommen oder – fast noch schlimmer – die Mitarbeitenden das Haus verlassen.

Die Personalfluktuation und die durch „Konfliktsituationen" ausgelösten Fehlzeiten sind für ein Unternehmen von wirtschaftlicher Bedeutung: 15–17 % der von der KPMG befragten Unternehmen rechnen mit Kosten in Höhe von 10.000€ / Fall und 8–14 % der Unternehmen geben Kosten bis zu 50.000 € / Fall an.

Davon unabhängig muss der „Marketingeffekt" eines etablierten Konfliktmanagements beachtet werden:

In der Industrie wurde bereits 2015 erkannt, dass die außergerichtliche Konfliktlösung Teil einer modernen Unternehmensphilosophie sein kann und – unabhängig vom Erfolg – für alle Seiten eine größtmögliche Vertraulichkeit gewährleistet werden kann. (Gläßer & Kirchoff 2016: 41)

10.3   Welche Konfliktbearbeitungsverfahren kommen zum Einsatz und warum werden diese gewählt?

„Wir schulen unsere Mitarbeiter natürlich z. B. nach dem Kommunikationsmodell nach Schulz-v-Thun, das hilft ja auch in Konfliktsituation. Aber nein, ein spezielles Konfliktlösungsmodell haben wir hier nicht eingeführt, – ich halte das auch nicht für notwendig. (PDL 3, S. 12, Z. 628 f.)

CA.:„Diese Frage erübrigt sich ja. Ich hatte ja gesagt, dass wir Konflikte innerhalb der Klinik mit Gespräch und gesundem Menschenverstand regeln. Dazu bedarf es keines speziellen Verfahrens."

N.: „Und wenn es Konflikte mit Patient:innen oder der An- und Zugehörigen gibt? Wie läuft das dann?"

CA.: „Bei den kleinen häufiger mal vorkommenden Unstimmigkeiten empfehle ich meinen Mitarbeitern, dass sie – wenn irgend möglich – dem Patienten zustimmen und ihm signalisieren sollen, dass wir das Problem lösen. Natürlich, wenn es zu Schadensersatz oder Schmerzensgeldforderungen käme, müsste ich andere Maßnahmen ergreifen. Wir geben das dann an unseren Juristen ab. (CA 5, S. 13 ff., Z. 1902)

„Also, wir sind ja nur ein kleines Haus. Ich habe persönlich eine Systemische Beraterinnenausbildung und damit kann ich eigentlich alle anfallenden Konflikte gut moderieren." (PDL 2, S. 44, Z. 33)

N.: Und wenn es Ihnen nicht gelingt? Was passiert dann?

PDL: „Na manchmal ziehe ich dann den Chef hinzu, aber das kommt eigentlich nie vor."

N.: „Welchen Chef?"

PDL: „Ach so, den zuständigen Chefarzt."

In keiner der befragten Einrichtungen werden spezielle Konfliktbearbeitungsverfahren genutzt. Für die meisten leitenden Mitarbeitenden reicht der gesunde Menschenverstand und die Berufserfahrung, manche der Befragten haben kurze Strategieworkshops zum Thema „Konfliktmanagement" besucht.

Die meisten Einrichtungen brachten in der Diskussion das Thema „Supervision" als Möglichkeit zur Konfliktbewältigung ein, sie wird im Bedarfsfall, selten regelmäßig, angeboten, verpflichtende Teilnahme an diesen Sitzungen wird nur in einer Einrichtung erwartet.

Die Deutsche Gesellschaft für Supervision (DGSv) definiert: „Supervision ist ein Beratungskonzept, das zur Sicherung und Verbesserung der Qualität beruflicher Arbeit eingesetzt wird. Sie bezieht sich dabei auf personale, interaktive und organisationale Faktoren. (…) In der Supervision werden Fragen, Problemfelder, Konflikte und Fallbeispiele aus dem beruflichen Alltag thematisiert. Supervision fördert in gemeinsamer Suchbewegung die berufliche Entwicklung und das

Lernen von Berufspersonen, Gruppen, Teams, Projekten und Organisationen." (DGSV 2008) Dieses Verfahren wurde von Michael Balint entwickelt mit dem Ziel der „Verbesserung (der) Arbeit durch die Reflexion in einer Gruppe." (Pühl 2017: 420)

Supervision zeichnet sich durch prozessorientiertes Arbeiten aus, um strukturelle Probleme zu analysieren. Sie dient der „Erweiterung der Wahrnehmungs- und Deutungsmöglichkeiten, (entwickelt) ein vertieftes Verstehen von Erfahrungen, Ereignissen und Handlungen in ihren vielfältigen Bezügen und Wechselwirkungen (und erhöht die) persönlichen, sozialen und professionellen Kompetenz insbesondere zur Problemlösung in kritischen Situationen (…)."

Supervision ist hilfreich, weil „sich eine fachkompetente Person außerhalb des Interaktionssystems mit Klienten und Kollegen befindet und nicht im Beziehungs- und Gefühlssystem sowie Arbeitsbereich verstrickt ist, (sie) kann anders sehen, zur Reflexion anleiten und damit Hilfestellung leisten." (Belardi 2020: 25)

Die Supervision ist notwendig und hilfreich für die Klärung struktureller Teamprobleme, bei akuten Konflikten ist eine Mediation mit dem sehr strukturie- ren Vorgehen auf jeden Fall indizierter. „Das allgemeine Ziel der Supervision ist es, den Ratsuchenden (…) zu helfen, damit sie ihre eigene Arbeit verbessern kön- nen. Damit sind sowohl die Arbeitsergebnisse, die Qualität der Arbeit wie auch die Arbeitsbeziehungen zu den Kollegen, Kunden (…) sowie die Untersuchung organisatorischer Zusammenhänge unter ethischen Gesichtspunkten gemeint." (Belardi 2020: 25 f.)

10.3.1 Zwischenfazit

Die Supervision als „Allheilmittel" bei Konflikten zu nutzen, ist sicher nicht aus- reichend. Supervision ist nicht primär auf Konfliktmoderation im hier diskutierten Sinne zu nutzen, weil normalerweise Klient:innen und deren An- und Zugehö- rige an einer Supervision nicht teilnehmen. Supervision ist für Teamkonflikte, für die inhaltliche und strukturelle Weiterentwicklung oder Klärungen inner- halb des Teams hervorragend geeignet, für Konfliktsituationen, wie sie zwischen Behandler:innen und Klient:innen auftreten, ist eine Konfliktmoderation jedoch unerlässlich.

10.3.2 Für die Praxis

Auftretende bzw. sich abzeichnende Konflikte sollten frühzeitig angegangen werden. Dabei ist die eigene Haltung des Leitungsteams einer Klinik von entscheidender Bedeutung: wird die Kritik der Klient:innen als Affront angesehen, als Angriff auf die eigene Kompetenz und den Ruf des Hauses, oder wird eine Diskussion mit den Beschwerdeführer:innen als Chance gesehen, gemeinsam eine Verbesserung zu entwickeln. Dass den leitenden Mitarbeiter:innen gerade bei den Klient:innen hohe Kompetenzen abverlangt werden, die sehr selbständig und eigenverantwortlich ihre Position vertreten, hat nicht zuletzt auch die Studie von Becker et al. (Becker 2022) bewiesen.

10.4 Falls Mediation nicht genannt wird: Sie haben „Mediation" als Konfliktbearbeitungsverfahren nicht benannt. Ist Ihnen dieses Verfahren bekannt? Warum wird es nicht eingesetzt?

Den Begriff „Mediation" hatten die meisten der Befragten gehört und wussten, dass Mediator:innen eine entsprechende Ausbildung absolvieren müssen, bevor sie als solche ihre Dienste anbieten dürfen. Zwei wesentliche Gründe wurden in der Befragung gegen den Einsatz von Mediation ins Feld geführt:

Mediation? Das machen doch nur Juristen, die eine Zusatzqualifikation erworben haben. Aber Juristen hole ich mir doch erst dann ins Haus, wenn gar nichts mehr geht oder sich abzeichnet, dass es zu Schadensersatz- oder Schmerzensgeldforderungen oder zu arbeitsrechtlichen Fragestellungen kommt. Sowas kommt bei uns so gut wie nie vor, wozu sollten also Mediationen stattfinden? (VWL S. 42, Z. 145)

VWL.: „Na klar, Mediation ist bekannt – das ist quasi die Vertiefung der von uns bevorzugten Supervisionsmethode. Supervision kann unsere Klinikpsychologin und im Bedarfsfall wird die in den Konflikt eingebunden. Aber wir wollen natürlich möglichst vermeiden, dass es zu einem Konflikt kommt. Genau deshalb ist es ja so wichtig, dass alle Mitarbeitenden ihren gesunden Menschenverstand einsetzen und in der Lage sind, Konflikte gar nicht erst entstehen zu lassen."

N.: „Und wie gelingt das, also wie wird sichergestellt, dass Konflikte gar nicht erst entstehen?"

VWL.: „In allen Besprechungen auf allen Ebenen weisen unsere leitenden Mitarbeiter darauf hin, nein, sie fordern von den Mitarbeitern, dass diese sich bei kleinsten Unstimmigkeiten im Team, mit den Vorgesetzten oder den Patienten oder wem auch immer, diese Unstimmigkeiten ansprechen und ggfs. von den Vorgesetzten Hilfe anfordern sollen. Man sitzt einen Konflikt nicht aus, man geht ihn an – das ist unsere Devise und deshalb benötigen wir auch keine Mediation o. ä."

N.: „Und die Mitarbeiter:innen halten sich an diese Aufforderung??

VWL.: „Im Großen und Ganzen ja. Sehen Sie, wir haben hochqualifizierte Mitarbeiter auf allen Hierarchieebenen, die wissen, dass es für alle Beteiligten gut ist, wenn Unstimmigkeiten rechtzeitig beseitig werden. Und weil sie das wissen, werden sie es auch tun." (VWL S. 298, ab Z. 34)

Die Befragung zeigt sehr eindeutig, dass dem professionellen Konfliktmanagement nur unzureichende Bedeutung beigemessen wird. Das Zauberkonzept „Supervision", welches in den befragten Einrichtungen nur „bei Bedarf" zum Einsatz kommt, ist eher ungeeignet für ein konkrete Konfliktmanagement. Stattdessen wird auf den „gesunden Menschenverstand" der Mitarbeitenden und auf die Aufforderung, kleinste Unstimmigkeiten direkt anzusprechen, gesetzt. Eine Erfolgskontrolle dieser „Konzepte" unterbleibt aber in den befragten Einrichtungen.

10.5 Wie werden jene Klient:innen beschrieben, die sich bei den Mitgliedern der Kliniksleitung beschweren? Wie schätzen sie emotionale Belastung und die Konfliktstärke der sich beschwerenden Klient:innen ein?

Wenn Patient:innen oder deren An- oder Zugehörige sich beschweren, wird dies zunächst als legitim erachtet.

> VWL.: „Ich bitte Sie, es ist doch das Recht der Patienten sich zu beschweren. Sie erwarten, dass sie hier eine optimale Versorgung erhalten, egal, ob es sich um das Frühstück oder die Operation handelt. Damit die Patienten ihre Rechte möglichst niederschwellig wahrnehmen können, hängen auf jedem Stationsflur Briefkästen, in denen die Leute ihre Zettel einwerfen können. Wir sichten die dann."
>
> N.: „Was für Beschwerden sind das so?"
>
> VWL.: „Na im Wesentlichen geht's um den Kaffee, das schlechte oder zu frühe Abendbrot oder den unhöflichen Arzt oder die zickige Schwester."
>
> N.: „Also eher strukturelle Kritikpunkte?"
>
> VWL.: „Ja, ich glaube das beschreibt es ganz gut."
>
> N.: „Keine Beschwerden zu Fehlern durch Pflegende oder Ärzt:innen?"
>
> VWL.: „Jedenfalls keine, die irgendwie bedeutsam wären."
>
> N.: „Bedeutsam?"
>
> VWL.: „Naja, keine die irgendwie haftungsrechtlich relevant sein könnten."
>
> N.: „Kommt niemand direkt zu Ihnen und beschwert sich?"
>
> VWL.: „Doch, das passiert schon – meistens, wenn sie von den Ärzten oder Schwestern zu mir geschickt werden, weil die Patienten sie einfach nerven."
>
> N.: „Die Patienten nerven? Inwiefern?"
>
> VWL.: „Das sind meistens ständig Nörgeler, egal wie man es anstellt, es ist immer schlecht. Die Leute haben teilweise eine sehr hohe Erwartungshaltung, verwechseln unser Krankenhaus mit einem 5-Sterne-Hotel, das sie sich im normalen Leben ohnehin nicht leisten könnten."
>
> N.: „Ich habe kein Bild vor mir, wie muss ich mir das vorstellen?"

VWL.: „Na, der Klassiker ist das Essen. Der Kaffee zu dünn oder zu kalt, der falsche Käse oder das Mittagessen nicht vegan. Da sind die Leute extrem nervig."

N.: „Ah, okay … und wenn es um medizinische oder pflegerische „Fehler" geht?"

VWL.: „Das kommt ja sehr selten vor. Aber wenn sie kommen, dann treten die in einem Ton auf mich zu, lassen jedes Niveau und jeden Anstand vermissen, drohen sofort mit dem Rechtsanwalt, geben mir gar keine Chance ein Gespräch zu führen. Die schmeißen gleich mit Dreck und egal, wie ich mich verhalte, ich – als Verwaltungschef – bin natürlich verantwortlich, weil ich die falschen Leute eingestellt habe oder nicht genügend Geld für die Behandlung freigebe."

N.: „Sie finden deren Verhalten, ähm, unangemessen?"

VWL.: „Sie nicht? Man kann über alles reden, aber reden heißt, dass beide Seiten zu Wort kommen. Und bevor ich mich nicht davon überzeugt habe, dass es sich tatsächlich um einen Fehler meiner Ärzte oder Schwestern handelt, lasse ich mir solche Vorwürfe nicht gefallen."

N.: „Nicht gefallen, heißt?"

VWL.: „Wenn ich zwei, dreimal darum gebeten habe, dass wir doch bitte sachlich miteinander reden sollten und ich gerne bereit bin, mir die Beschwerde anzuhören und sie zu prüfen – wenn dann immer noch die beschriebene Stimmung herrscht und der Patient sich nicht mäßigt, schmeiß ich ihn aus meinem Büro."

N.: „Sie schmeißen ihn aus dem Büro…"

VWL.: „Ich sag ihm dann, suchen Sie sich einen Rechtsanwalt und dann kommen Sie gerne wieder. – Aber das kommt extrem selten vor."

N.: „Sie sind froh, dass es nur selten vorkommt?"

VWL.: „Naja, hätten Sie Lust sich täglich mit diesen Nervensägen rumzuärgern.?" (VWL S. 123, ab Z. 34)

Eine Pflegedienstleitung:

PDL.: „Die meisten Patienten nutzen unsere Meckerbox die im Haupt-
eingang unseres Hauses hängt."
N.: „Und worüber meckern die Patient:innen?"
PDL.: „Über das Essen, die wechselnden Visiten, den fehlenden Kiosk
und das Rauchverbot."
N.: „Also eher strukturelle Beschwerden?"
PDL.: „So ist es. In überwiegender Zahl der Fälle. Und es ist ja auch
richtig so, dass die Patienten sich beschweren können. Auch wenn ich
bei manchen, Gott-sei-Dank nur wenigen, Patienten den Eindruck habe,
dass sie nicht ganz kapiert haben, wo sie sich befinden, nämlich im
Krankenhaus und nicht in der Luxussweet."
N.: „Sie finden, dass die Patienten zu viel fordern?"
PDL.: „Manche Patienten, ja, manche. Dann nerven sie total."
N.: „Die Patienten nerven?"
PDL.: „Manche, sie spielen sich auf wegen Kleinigkeiten und halten
damit meine Mitarbeiter von der Arbeit ab. Natürlich haben die Pati-
enten ein Recht darauf, sich zu beschweren, aber wenn sie nerven, das
geht gar nicht."
N.: „Was machen sie, wenn die Patienten nerven?"
PDL.: „Das kommt immer auf den Fall drauf an. Aber manchen sage
ich durchaus: wenn Sie mal wieder ein Krankenhaus brauchen, suchen
Sie sich gerne ein anderes aus – sie müssen nicht zu uns kommen."
N.: „Warum verhalten sich die Patienten denn so?"
PDL.: „Überhöhte Erwartungshaltung würde ich mal sagen. Und dann
haben die auch noch bei Dr. Google irgendetwas von einer besonde-
ren Therapie oder Maßnahme gelesen und wollen partout, dass diese
Maßnahme sofort umgesetzt wird. Egal, ob wir die Maßnahme nun sinnvoll finden, ob wir sie überhaupt nutzen dürfen und können. Ich meine,
unsere ärztlichen und anderen Mitarbeiter sind alle hochqualifiziert, die
müssen sich nicht von einem Patienten vorschreiben lassen, wie sie ihre
Arbeit zu machen haben."
N.: „Was passiert, wenn Sie sagen: Frau H, wir bieten dieses Verfahren
nicht an oder besprechen Sie das bitte mit der Ärzteschaft, die kann
entscheiden, ob das Verfahren für Sie sinnvoll ist.?"

PDL.: „Da rasten manche Leute total aus und drohen gleich mit dem Anwalt oder der Sozialbehörde – „ich habe ein Recht darauf, meine Krankenkasse bezahlt das schließlich." Die zeigen sich überhaupt nicht empfänglich für professionelle Beratung." (PDL S. 99, ab Z. 22)

PDL.: „Die Patienten sind häufig extrem hoch belastet, sie haben Angst vor der Diagnose oder den Nebenwirkungen der Therapie, sie machen sich Sorgen um zu Hause, um ihren Job. Das kann ich gut nachvollziehen."

N.: „Hat die beschriebene Situation Auswirkungen auf die Zusammenarbeit mit den Patienten?"

PDL.: „Oh ja, ich haben häufiger den Eindruck, dass die Patienten, häufiger aber noch die Angehörigen, aggressiver werden, ihre Konfliktbereitschaft steigt. Sie kämpfen wie eine Löwenmutter um ihr Junges und sehen häufig Nachteile oder Fehler bei anderen und sprechen diese meist auch in sehr aggressiv-aufgeladenem Ton an."

N.: „Sie können das nachvollziehen?"

PDL.: „Einerseits ja, natürlich – ich würde vielleicht ähnlich handeln. Aber wir sind nun mal kein Luxushotel und wir pflegen und therapieren nicht nach den Vorgaben der Nachbarin des Patienten oder nach Dr. Google. Wir haben unsere Kompetenzen und wissen unsere Stärken und Schwächen. Da müssen wir uns vor den Patienten und Verwandten nicht rechtfertigen."

N.: „Sie erleben die häufig harsche Kritik als Angriff auf ihre Kompetenz?"

PDL.: „Na, wie würden Sie denn das beschreiben? Die fordern irgendetwas, nur weil die Nachbarin einen kennt, der genau so eine Krankheit hatte, wie man selbst und außerdem hat die Schwiegertochter im internet nachgeschaut. Wir sind aber nicht das internet und wir haben hier alle sehr gute Ausbildungen und eine hohe Kompetenz."

N.: „Das macht Sie wütend, dieses Patientenverhalten?"

PDL.: „Ja, durchaus. Ich meine, die Leutchen können einem ja leidtun, sie haben keine Ahnung von dem, was wir hier machen und gleichzeitig spielen sie sich auf. Aber dieses Verhalten macht auch etwas mit mir

und meinen Mitarbeitern – irgendwann nerven diese Leute nur noch."
(PDL S. 44, ab Z. 29)

Einer der Chefärzte beschreibt:

CA.: „Also die Leute, die sich beschweren, sind in der Regel hoch
gestresst, sie haben Angst vor ihrer Erkrankung, sie machen sich Sorgen, wie es mit ihnen und ihrer Familie weitergeht. Das ist alles zutiefst
verständlich."
N.: „Sie können die Situation der Patient:innen nachvollziehen?"
CA.: „Natürlich kann ich das. Deren Stresslevel auf einer Skala von
0 – 10 würde ich mit 8 einstufen und wenn sie dieses hohe Stresslevel
haben, dann werden sie unangenehm, nervend. Sie haben das Recht sich
zu beschweren, sie müssen in einem Krankenhaus sein, dass eben kein
5-Sterne-Hotel ist – das rechtfertigt habe natürlich nicht das Auftreten,
das manche dann an den Tag legen."
N.: „Auftreten?"
CA.: „Ich will es mal so sagen: die beißen dann wie ein wildes Tier um
sich, man kann mit ihnen nicht reden, sie hören nicht zu, pochen auf
vermeintliche Rechte, fordern von uns Einsicht und zitieren Dr. Google."
N.: „Dr. Google als Konkurrent?"
CA.: „Aus Sicht der Patienten offenbar. Das nervt natürlich, wenn meine
und die Kompetenz meiner Ärzte in Frage gestellt wird; na klar, die
Patienten können ja nicht einschätzen was sie bei Dr. Google lesen, aber
dennoch bestehen sie auf die Angaben aus dem internet und akzeptieren
häufig nicht, warum wir andere Meinungen vertreten. Und mal ehrlich:
ich vertraue doch einer leibhaftig vor mir sitzenden Person mehr als dem
PC, oder?"
N.: „Sie fühlen sich in Ihrer Kompetenz verraten?"
CA.: „Verraten ist vielleicht der falsche Ausdruck, eher: nicht akzeptiert.
Das beleidigt mich manchmal ziemlich und ich muss aufpassen, dass ich
freundlich bleibe."
N.: „Wie reagieren Sie?"
CA.: „Also, wenn der Patient es zu weit treibt und einen Kipppunkt
erreicht hat, dann biete ich ihm die Entlassung und die Überweisung zu
einem Kollegen seines Vertrauens an. Ich muss mich von denen nicht

nerven lassen – des Menschen Wille ist sein Himmelreich, sagte mein
Vater immer." (CA S. 63, ab Z. 21)

10.5.1 Zwischenfazit

Die unterschiedlichen Beschreibungen der Leitenden Mitarbeiter:innen zeigt die
gesamte Palette der Konfliktdynamiken und des mehr oder weniger hilflosen
Umgangs damit. Sie dokumentieren zudem mit ihren Aussagen die Schwie-
rigkeiten im Umgang mit dem Hierarchiegefälle zwischen Mitarbeitenden und
Klient:innen.

Konflikte entwickeln ihre Eigendynamik, wie Eidenschink (2024: 34) sehr
konkret beschreibt: Klient A macht eine Mitteilung und hofft, dass diese bei
Person B auf „offene Ohren" stösst. Das ist noch kein Konflikt, kann aber Anlass
zu einem Konflikt sein. Person A hat eine Erwartung, sie will keinen Streit,
hofft, dass Person B nun so reagiert, wie Person A es erwartet. Dass Person B
möglicherweise nicht so reagiert, kann Person A nicht wissen.

Person B reagiert und entscheidet sich für eine Antwort, z. B. in dem sie die
Emotionen von Person A erfasst und darauf eingeht oder nur auf der (vermeint-
lichen) Sachebene antwortet. Person B entscheidet also, welche Bedeutung die
Aussage der Person A hat.

Beide widersprechen sich nicht, sondern dem, „wie sie den anderen verstanden
haben! Genau dadurch erhöhen sie aber beide die Wahrscheinlichkeit, dass der
andere neuerlich ablehnend reagiert. Diese Ablehnung wird deshalb wahrschein-
licher, weil der andere auf etwas reagiert, was man gar nicht mitgeteilt hat. Der
Druck steigt enorm, das ‚Andersverstehen' richtig zu stellen. Der Sog zu widersprechen nimmt zu. Die Kommunikation verselbständigt sich im eigenen Verlauf.
Diesen sozialen Prozess (nennt Eidenschink) (…) Widerspruchskommunikation."
(vgl. Eidenschink 2024: 35)

Die Folge einer „misslungenen Kommunikation" sind lange bekannt: „Aus-
bleibende Signale und Worte von Höflichkeit und Wertschätzung im Patien-
tenumgang sind unbewusste Verstärker von Angstgefühlen, Unwohlsein sowie
Verunsicherung und ein kontraproduktiver Beitrag zu einem erfolgreichen Gene-
sungsprozess. Diese Kette lässt sich spielerisch zu Ende denken. Patienten, die
sich nicht gut aufgehoben fühlen

- beanspruchen grundsätzlich mehr Aufmerksamkeit,
- stellen wesentlich mehr Fragen,
- bleiben unter Umständen ungewollt länger,
- kommen auf keinen Fall gerne wieder,
- empfehlen das Krankenhaus niemals positiv weiter,
- geben ihre negativen Erfahrungen im Durchschnitt an fünfzehn weitere Personen weiter und
- bewerten die Klinik schlecht auf Internetportalen." (Bendsen 2015: 17)

Bei einer von den Klient:innen geäußerten Kritik ist immer daran zu denken, dass die Gesamtheit der Kommunikation nach dem Eisbergmodell zu betrachten ist: „Es beschreibt die unterschiedlichen Ebenen in der Kommunikation und bewertet ihre Bedeutung zueinander. Ca. 20 % des Eisbergs entspricht der sichtbaren Spitze über der Wasseroberfläche und ca. 80 % des Eisbergs entspricht dem unsichtbaren Körpervolumen unterhalb der Wasseroberfläche. 80 % aller Entscheidungen entfallen demnach auf die sogenannte Beziehungsebene und nicht auf die Sachebene." (Bendsen 2015: 27) Marketingstrategen bewerten eine Beschwerde aus einem völlig anderen Blickwinkel: „Bei einer Beschwerde (…) wird (…) eine Dienstleistung zum zweiten Mal verkauft. Damit ist gemeint, dass im Beschwerdefall das gesamte Leistungsspektrum des Unternehmens vom Kunden neu erlebt und in seiner Wahrnehmung neu bewertet wird." (Bendsen 2015: 34)

10.5.2 Für die Praxis

Die Widerspruchskommunikation zu durchbrechen, gelingt in der Regel denen, die in dieser Kommunikation verfangen sind, nicht. Es wird aber deutlich, dass es zwingend erforderlich ist, Konflikte von Dritten, unbeteiligten, „neutralen" Personen moderieren zu lassen. Leitende Mitarbeiter sind nicht „neutral", können es auch nicht sein, da sie die Gesamtinteressen des Unternehmens im Auge haben müssen und daher immer parteiisch sind. Darin liegt die Begründung für ein externes Konfliktmanagement!

10.6 Wie schätzen die Befragten die Patient:innen hinsichtlich des Shared Decision Making-Konzepts generell und speziell die sich beschwerenden Klient:innen ein?

Das Konzept, Gespräche mit den Klient:innen auf „Augenhöhe" zu führen, wird generell befürwortet und alle Befragten waren sich sicher, dass sie dies auch in ihren Häusern umsetzen. Allerdings scheint es Kipppunkte zu geben, wo Klient:innen oder deren An- und Zugehörige „einfach nur noch nerven."
Eine leitende Ärztin:

LÄ.: „Also, natürlich nehmen wir unsere Patienten ernst, beantworten alle Frage und geben uns dabei Mühe, unsere Antworten so zu formulieren, dass auch der Nichtmediziner versteht, was wir sagen. Denn nur ein aufgeklärter Patient unterstützt unsere Bemühungen um seine Genesung aktiv. Wenn er Dinge tun soll, von denen er nicht versteht, warum diese wichtig sind, wird er das natürlich nicht machen. Also: Aufklärung, wenn Sie so wollen, Beratung kann nur auf Augenhöhe Erfolg haben und deshalb ist das in unserem Haus oberste Vorgabe."
N.: „Und das reicht immer aus?"
LÄ.: „Nein, natürlich nicht. Wir haben ab und zu Patienten, die einfach nur noch nerven. Die fragen und fragen und fragen, jeden Arzt, den sie auf dem Flur treffen, stellen sie die gleichen Fragen. Die nerven einfach nur."
N.: „Warum nerven die?"
LÄ.: „Sie fordern von uns Zeit und Aufmerksamkeit, die wir nicht geben können. Haben Sie eine Vorstellung davon, wie hektisch es bei uns abläuft? Mir ist klar, die Patienten sind verunsichert, haben Angst – nicht selten ja von „guten Freunden" erst richtig kirre gemacht, die irgendwelche Geschichten erzählen, was sie schon alles erlebt hätten. Und dann kommen die Leute zu uns und wissen nicht wohin mit ihrer Angst. Aber das ist das Dilemma: die brauchen Zeit, Empathie und wir wissen nicht, wo uns der Kopf steht."
N.: „Keine Lösungsoptionen?"
LÄ.: „Natürlich, es gibt immer Lösungsoptionen, allerdings sind die teuer: für solche Patienten, oder viel häufiger, solche Angehörigen,

bräuchten wir Psychologen, die mit dem Thema „Angst" umgehen können und entsprechend unterstützen könnten. Solche Fachleute haben wir
haben nicht und der Krankenhausbetreiber, der sehen muss, dass er das
Krankenhaus finanzieren kann, wird über einen solchen Vorschlag sicher
nicht begeistert sein und ihn – wie üblich – mit dem Hinweis auf die
immensen Kosten ablehnen." (DrX, S. 34, Z. 58 f.)

Ein anderer Chefarzt:

CA.: „Wir leben ja im 21. Jahrhundert, da ist es ja doch selbstverständlich, dass wir die Patienten informieren und beraten. Die meisten fordern
das ja auch an. Und ich fordere meine ärztlichen Kollegen immer wieder dazu auf, verständlich mit denen zu reden, also Fachchinesisch zu
vermeiden und in einfacher Sprache mit den Leuten zu sprechen. Häufig
übersetzen auch die Schwestern, was wir sagen. Das ist mir sehr wichtig, nur ein aufgeklärter Patient ist ein guter Patient, wenn Sie verstehen,
was ich meine. Aber: es gibt Leute, die übertreiben es wirklich und
nerven meine Leute! Die Fragen uns Löcher in den Bauch, versuchen
von anderen ärztlichen Kollegen andere Informationen zu bekommen
oder gar uns gegeneinander auszuspielen. Das geht natürlich gar nicht.
Eine Krankenhausbehandlung gelingt nur, wenn ein gewisses Maß an
Vertrauen zu den Ärzten besteht. Manche Patienten sind so misstrauisch – wenn die es übertreiben, dann biete ich ihnen die Entlassung
oder Verlegung in eine andere Klinik an. An unserer Fachkompetenz
lassen wir nicht kratzen."
N.: „Sie fühlen sich durch solche Klient:innen angegriffen?"
CA.: „Naja, angegriffen ist vielleicht das falsche Wort – die nerven einfach nur, sie glauben mir und meinen Kollegen nicht und ich bin nicht
Arzt geworden, um mich ständig und überall rechtfertigen zu müssen.
Wenn die Leute mir, meinen Kollegen nicht vertrauen, dann sind sie in
unserer Klinik falsch. Punkt."
N.: „Keine andere Lösungsmöglichkeit?"
CA.: „Mir ist schon klar, dass die Patienten häufig Angst haben. Sie
gehen in ein Krankenhaus, wer macht das schon gern, und haben kaum
eine Vorstellung von dem, was hier abgeht. Auch wenn sie das internet
bemühen oder Nachbarn und Freunde fragen – sie sind unsicher, haben

Angst. Kann ich alles verstehen, klar. Aber wir leben, ähm, arbeiten in sehr arbeitsverdichteten Strukturen, wir haben nicht endlos Zeit auf die Ängste und Sorgen der Patienten einzugehen. Es wird einfach – vom System her gedacht – auf einen Typus Patient eingestellt, der sich weitgehend systemkonform verhält."

N.: „Systemkonform?"

CA.: Ja, damit meine ich, dass er unsere Spielregeln weitgehend akzeptiert, uns vertraut und mit einem geringen Gesprächsbedarf sich ausreichend informiert fühlt. Wir sagen ihm ja die wichtigsten Dinge, die er wissen muss – das ist, wie gesagt, selbstverständlich. Aber ich, wir haben keine Zeit ihm ein Medizinstudium angedeihen zu lassen, das ist einfach nicht unsere Aufgabe. Wir haben dafür keine Zeit.

N.: „Und das lässt sich nicht ändern?"

CA.: „Nun, von der Ärzteschaft sicher nicht, die sind diejenigen, die dem Betreiber die Rendite erwirtschaften. Also z. B. die Anzahl der OP's pro Tag reduzieren, damit wir mit den Patienten mehr reden können? Vergessen Sie´s. Natürlich wäre es wunderbar, wenn wir für solche „schwierigen" Patienten (in Anführungszeichen bitte!) Psychologen hätten, die frühzeitig die Gespräche führen könnten und auf Ängste und Sorgen der Patienten einwirken könnten. Oder auch einen Geistlichen. Haben wir aber nicht und mein Träger wird mir sehr deutlich sagen, was er von diesem Vorschlag hält.

Im Grunde verlassen wir uns häufig auf die Krankenschwestern, die den Patienten in einfachen Worten noch einmal erklären, was ich schon x-Mal mit dem Patienten besprochen habe. Viele Schwestern machen das sehr gut, aber auch die haben ja keine Zeit. Die Arbeitsverdichtung ist riesig. Als ich als Chirurg anfing, blieb ein Patient mit einem einfachen Blinddarm eine Woche in der Klinik. Heute bleibt er max. drei Tage, der Betreuungsaufwand, v. a. der für Diagnostik und Therapie, ist aber nicht wesentlich verändert. – Aber ja, Psychologen, Seelsorger – wenn wir die hätten, könnte manche Konfliktsituation vermieden werden." (LA 3, Seite 4, Zeile 22)

Eine Pflegedienstleiterin:

PDL.: „Naja, wissen Sie, dieses Thema „Augenhöhe" ist nicht immer ganz einfach. Natürlich klären wir die Patienten auf, erzählen denen, was sie wissen müssen, um eine Entscheidung fällen zu können, aber es gibt einen Punkt, da sag ich: „Nun lassen Sie mich mal machen ..." – mein Gott, ich mache den Job seit 35 Jahren, da dürfen sich die Leute auch gerne mal darauf verlassen, dass ich weiß, wovon ich spreche und dass ich kann, was ich tue."

N.: „Woran liegt es, nach Ihrer Meinung?"

PDL.: „Das dieser Punkt erreicht werden kann? Meinen Sie das?"

N.: „Ja, genau!"

PDL.: „Die Leute sind unsicher, sie haben 1000 Bekannte, die alles besser wissen, die googeln sich nen Wolf und umso mehr sie das tun und auf ihre sog. Freunde hören, desto schwieriger werden diese Leute. Bis zu einem gewissen Grad ist das in Ordnung, aber dann ist auch mal Schluss.

N.: „Wie empfinden Sie diese Patient:innen?"

PDL.: „Ganz ehrlich? Die nerven nur noch."

N.: „Gibt's eine Lösung für diese Situation?"

PDL.: „Eine Lösung? Sie meinen eine Lösung, damit es gar nicht erst dazu kommt?"

N.: „Ja, genau!"

PDL.: „Ich gehe im Wesentlichen davon aus, dass die Patienten verunsichert sind, dass sie Angst vor Diagnose und Therapie und möglichen Komplikationen haben. Angst, weil sie zu viel Dr. Google gelesen haben oder irgendwelche Horrormärchen von sogenannten Freunden gehört haben. Angst, Unsicherheit, – ja, das vermute ich. Vielleicht könnte in solchen Fällen frühzeitig eine Psychologin oder ein Psychologe vermitteln – die können das sicher besser als wir Pflegenden und sicher auch besser als die Mediziner. Uns fehlt nicht nur das Wissen, die Erfahrung, – wir haben auch keine Zeit, ausführliche Gespräche zu führen. Wir stehen unter Zeitdruck und es ist sozusagen „eingepreist", dass die Patienten „funktionieren", nicht störrisch sind, nicht nerven. Aber wenn ich Angst habe, nerve ich auch.

> Wir haben hier im Haus keinen Psychologen, manchmal kommt eine
> Pastorin vorbei ... aber richtig „organisiert" ist das nicht. Kostet ja auch
> zu viel, wird unser Träger sagen."
> (PDL-Z, Seite 23, Zeile 8)

10.6.1 Zwischenfazit

Unabhängig von der bereits zitierten Untersuchung von Becker & Kolleg:innen
machen auch diese Äußerungen deutlich, wie schwer der Umgang in einem
„klinisch-stationären Setting" zwischen Behandler:innen und Klient:innen ist.
Generell wird das Konzept „Augenhöhe" begrüßt und sich bemüht, es umzusetzen, es hat einen hohen Stellenwert im Selbstverständnis der befragten
Einrichtungen. Andererseits ist es schwer umzusetzen, wenn die Patient:innen
zu genau und zu intensiv die Behandler:innen mit Fragen „löchern".

10.6.2 Für die Praxis

Auch wenn die Anzahl derer, die die Mediziner:innen derart „löchern", offenbar
recht gering ist, zeigt sich auch hierin ein strukturelles Problem. Die immense
Arbeitsverdichtung aller im Klinikbetrieb arbeitenden Expert:innen lässt es häufig nicht zu, Gespräche mit denen zu führen, die von Unsicherheit und Angst
getrieben sind. Patient:innen müssen sich – in gewisser Weise „systemkonform"
erhalten, d. h. so wenige Zeit und Zuwendung einfordern, wie irgend möglich.
Patient:innen, die das aber nicht tun, werden zu Problem-Patient:innen und der
Konflikt ist vorprogrammiert.

Die hier beschriebenen Aussagen zeigen einen Ausweg aus diesem Dilemma:
Expert:innen, die mit „Angst" und „Unsicherheit" der Klient:innen umgehen
können, fehlen. Es gibt keine Psycholog:innen, die hier hilfreich unterstützen
können.

Vielleicht hilft es, wenn das Netz zu den Geistlichen vor Ort und zu Sozial-
arbeiter:innen, die z. B. eine systemische Beratungsausbildung haben, ausgebaut
wird: nicht unbedingt festangestellte Expert:innen, aber solche, die zeitnah auf
Abruf den Klient:innen ein entsprechendes Beratungssetting anbieten könnten.

Diese Erkenntnis ist nicht wirklich neu: „(...) abgesehen von der Verunsicherung der untersten Ebene der Grundbedürfnisse gibt es eine große Angst, was die Sicherheit im Krankenhaus anbetrifft." (Fischer 2015: 8)

Einen interessanten Ansatz Situationen zu meistern, in denen Fehler passiert sind, bietet Strametz (2022: 34) mit seinem an Antonovsky's Konzept der Salutogenese entlehnten Ansatz zur psychosozialen Unterstützung der Behandler:innen und anderer Berufsgruppen (Abbildung 10.1):

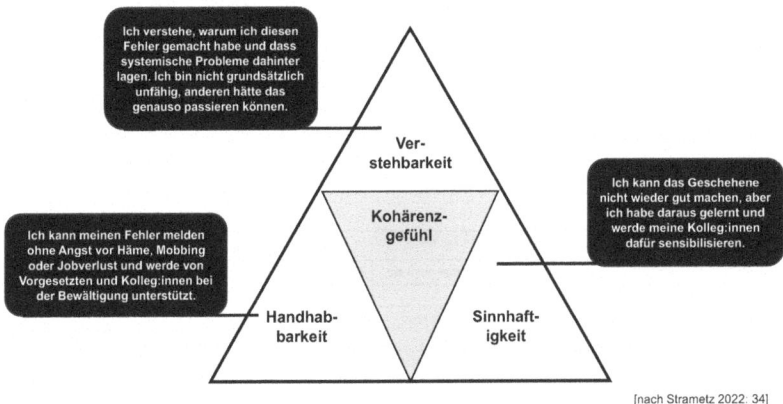

[nach Strametz 2022: 34]

Abbildung 10.1   Beschäftigung mit Fehlern. (Eigene Darstellung)

10.7   Wie beurteilen Klient_innen die Arbeit einer Schlichtungsstelle?

Die Situation über Konflikte und dem Umgang mit ihnen, wäre unvollständig, würde man nicht auch Patient:innen zu ihrer Sicht befragen. Nun gibt es zahlreiche Untersuchungen über die Beurteilung der Qualität der Krankenhäuser durch Patient:innen, die sich auf die Behandlungsqualität beziehen (vgl. Zich & Tisch 2018) (vgl. Gerlach & Güntert 2015), etliche Untersuchungen stellen Ergebnisse zum Kommunikationsverhalten in Kliniken vor und entwickeln Trainingsprogramme zur besseren Kommunikation. (vgl. Smith, Lyles et al 2015, Alder 2008)

Es konnte in der Literatur allerdings kein Hinweis gefunden werden, wie denn Klient:innen, die einen Prozess bei der Schlichtungsberatungsstelle durchlaufen hatten, deren Arbeit beurteilen. Es konnten vierzehn Personen befragt werden, die ein Verfahren bei der zuständigen Ärztekammer initiiert hatten. Neun Patient:innen wurde in der Chirurgie behandelt, vier in der Inneren Medizin. Zum Zeitpunkt der Erstellung dieses Manuskripts warteten die Personen durchschnittlich 8,5 Monate auf eine Entscheidung der Gutachterkommission.

Die Patient:innen füllten vor den Telefoninterviews den „Fragebogen zur Partizipativen Entscheidungsfindung" (Scholl, Kriston & Härter 2011) aus. Dieser Fragebogen enthält neun Aussagen, die in einer 6-stufigen Likertskala (0 = trifft überhaupt nicht zu, bis 5 = trifft vollständig zu) von den Klient:innen beantwortet wurden. Je höher der Summenwert, desto mehr wird die Beratung im Sinne des partizipativen Ansatzes durch die Klient:innen interpretiert. Das Ergebnis dieser Befragung zeigt die folgende Abbildung (n = 14) (Abbildung 10.2):

Trifft überhaupt nicht zu	Trifft weitgehend zu	Trifft eher nicht zu	Trifft eher zu	Trifft weitgehend zu	Trifft völlig zu
... hat mir ausdrücklich mitgeteilt, dass eine Entscheidung getroffen werden muss.					
1	3	9	1		
... wollte genau von mir wissen, wie ich mich an der Entscheidung beteiligen möchte.					
	5	8	1		
... hat mir mitgeteilt, dass es bei meinen Beschwerden unterschiedliche Behandlungsoptionen gibt.					
			7	6	1
... hat mir die Vor- und Nachteile der Behandlungsmöglichkeiten genau erläutert.					
2	5	5	2		
... hat mir geholfen, alle Informationen zu verstehen.					
	9	5			
... hat mich gefragt, welche Behandlungsmöglichkeiten ich bevorzuge.					
3	8	3			
... und ich haben die unterschiedlichen Behandlungsmöglichkeiten gründlich abgewogen.					
4	5	5			
... und ich haben gemeinsam eine Behandlungsmöglichkeit ausgewählt.					
6	6	2			
... und ich haben eine Vereinbarung für das weitere Vorgehen getroffen.					
3	6	1	4		

Abbildung 10.2 Fragebogen zur partizipativen Entscheidungsfindung. (Eigene Darstellung)

Ohne größere statistische Analyse zeigt sich, dass die Befragten von den behandelnden Ärzt:innen über die verschiedenen Behandlungsoptionen informiert wurden, aber zumindest in der Wahrnehmung der Klient:innen ganz deutlich nicht angekommen ist, wie die weitere Beratung hinsichtlich Behandlungsoptionen seitens der Ärzteschaft geplant war. Keine der Befragten hat realisiert, dass möglicherweise die Frage nach der „Auswahl der Behandlungsoption" gestellt wurde bzw. „gemeinsam eine Behandlungsmöglichkeit" abgewogen bzw. ausgewählt wurde. Mit diesem Ergebnis ist natürlich nicht ausgesagt, dass die behandelnden Mediziner:innen die Patient:innen nicht doch über die Behandlungsoptionen etc. aufgeklärt und mit ihnen darüber gesprochen wurde – offenbar aber nicht in dem Maße, wie es die Klient:innen benötigt hätten. Darin liegt sicher eine Ursache für die Unzufriedenheit der Patient:innen, die sich dann eben formaljuristisch gegen eine aus ihrer Sicht unzureichende Betreuung wehren müssen.

10.7.1 Wie war der Kliniksaufenthalt grundsätzlich?

Die Gespräche mit den Klient:innen ergaben im Wesentlichen eine hohe Zufriedenheit mit dem Kliniksaufenthalt.

„Also, wenn man mal von dem Behandlungsfehler absieht, war die Betreuung vor allem durch die Schwestern und Pfleger und die anderen Therapeuten sehr gut. Ich hatte schon den Eindruck, dass diese Leute wissen was sie tun und in der Lage waren, ihr Fachkönnen auf meine spezielle Situation zu übersetzen. Sie waren immer freundlich, wenn auch meistens enorm gestresst. Fragen konnte man die meistens nichts. Man will sie ja auch nicht stören, schließlich warten ja auch andere Patienten auf sie. Die Ärzte waren meistens auch nett, wenn sie denn überhaupt in Erscheinung getreten sind, die Visiten, naja – die waren eher ein Witz: man kam kaum dazu mal eine Frage zu stellen, schon rannten die Herrschaften weiter. Aus die Maus … da kam ich mir schon häufig ziemlich doof vor." (P 1, Seite 5, Z. 24 f.)

„Nein, dass muß ich schon so sagen. Die Betreuung insgesamt war gut – das Essen war erstaunlich gut, man hört ja immer, dass es nur einen „Klinikfrass" gibt, wenn Sie verstehen was ich meine. Die Schwestern und die Physiotherapeutin haben sich im Rahmen ihrer zeitlichen Möglichkeiten sehr gut um mich gekümmert – die flitzen ja über die Station, unglaublich, wieviel Kilometer die so am Tag wohl machen? Aber wenigstens bekam man die Mitarbeiter zu sehen. Die Ärzte glänzten eigentlich mehr durch Abwesenheit, wenn sie zur Visite kamen, hatte man den Eindruck, die sind auf der Flucht: kaum ein „guten Morgen, wie geht es ihnen?" und wenn ich dann tatsächlich antworten durfte, schnitten sie mir nach 3 Sätzen das Wort ab und sagten irgendwas Belangloses: Oh, das freut mich, Frau M. – oder so etwas ähnliches. Nee, also die ärztliche Betreuung war eher unterirdisch. (P 04, Seite 6, Zeile 129)

Die Patienten „benoteten" nach deutschem Schulnotensystem die Pflegenden, die Speiseversorgung und die Betreuung durch andere Therapeut:innen jeweils mit einem Durchschnitt von 2,3 (+/- 0,3). Die ärztliche Betreuung schnitt mit 3,9 (+/- 1,6) ab.

10.7.2 Wurde auf Ihre Fragen in für Sie befriedigender Art und Weise eingegangen?

Hier zeigt sich ein eher düsteres Bild ab: die vierzehn Personen waren insgesamt mit der Beratung durch die Ärzt:innenschaft unzufrieden.

„Also als ich in die Klinik aufgenommen wurde, war die aufnehmende Ärztin sehr nett und sie erklärte mir, welchen Verdacht sie hätte, welche Untersuchungen gemacht werden müsste und wie lange das ganze in etwa dauern würde. Da fühlte ich mich aufgehoben und dachte, wow, die weiß aber Bescheid.

Als ich nach 3 Tagen Aufenthalt mal nachfragte, wie es denn nun weiterginge, bekam ich recht schnippisch die Antwort: nun hetzen Sie mal nicht!

Dann kam der Oberarzt, stellte sich an das Fußende meines Bettes und eröffnete mir meine Diagnose. Gefühlt hat das ungefähr 20 Sekunden gedauert. Dann ging. Ich musst das Ganze erstmal verdauen und ging dann ins Stationszimmer, wo ich ihn auch antraf, weitschweifig mit dem Pharmavertreter diskutierend.

Nach mehrfachen Versuchen ihn auf mich aufmerksam zu machen, reagierte er ziemlich vorwurfsvoll: „Frau R. Sie sehen doch, ich bin gerade im Gespräch!" „Ja, das sehe ich, ich wollte ja nur fragen, ob ich Sie noch einmal wegen der Diagnose sprechen kann." „Ja, ich komme später nochmal vorbei."

Wer nicht kam, war der Oberarzt, der sich erstmal ein paar freie Tage gönnte. Deshalb fragte ich die Stationsärztin, die mir auseinandersetzte, was nun therapeutisch laufen sollte. Sie erwähnte eine antibiotische Therapie und ich machte darauf aufmerksam, dass ich gegen bestimmte Antibiotika allergisch reagieren würde. Sie nahm das zur Kenntnis mit den Worten: „Das kriegen wir schon hin!"

Also ich fühlte mich nicht ernstgenommen, wirklich nicht." (P 002, Seite 12, Zeile 3 ff.)

„Naja, teilsteils. Als sie mir die Diagnose vorstellten haben sie sich wirklich Zeit genommen und alle meine spontanen Fragen beantwortet. Aber dann habe ich mit meiner Frau gesprochen, im internet recherchiert und ein Arbeitskollege kannte einen Mann, der die gleiche Diagnose hat und der Arbeitskollege erzählte wirklich nur dramatische Dinge von seinem Kollegen.

Natürlich hatte ich dann weitere Fragen, aber niemand hatte mehr Zeit. „Ich habe Ihnen alle wichtigen Informationen gegeben!" war die Reaktion des Oberarztes, als ich ihn um ein Gespräch bat.

Also, ich verstehe ja, dass Herr Doktor eine Menge zu tun hat und nicht für Plaudereien zur Verfügung steht – dass er aber meine Ängste und Sorgen einfach ignoriert hat, war schon ein starkes Stück. Ich wusste ja durch meinen Arbeitskollegen, was alles schiefgelaufen kann. Da wird man doch noch mal fragen dürfen." (P 10, Seite 9, Zeile 34 ff.)

„Eingegangen auf meine Fragen? Kommunikation? Nee, das konnten sie in der Klinik vergessen. Mir wurde die Diagnose mit Begriffen benannt, die ich weder kannte noch nicht einmal schreiben konnte und das gleiche tat der Arzt auch mit der Therapie. Ich habe nicht verstanden, was ich eigentlich habe, und es war mir nicht klar, ob ich nun operiert werden müsste oder ob Freund Hein schon hinter dem Vorhang steht.

Ich habe dann mit meinem Bruder telefoniert, ich war völlig fertig. Da liegste tagelang im Krankenhaus und weist nicht, warum?

Die Stationsschwester hat mir dann die Diagnose genannt, mir auf einen Zettel geschrieben und die möglichen Therapieschritte erklärt. Ich bin ihr wirklich dankbar, ich war kurz davor, mich aus dem Fenster zu stürzen.
Ich habe dann im internet recherchiert und wusste dann in etwa, worum es eigentlich geht.
Aber es kann ja nun nicht wirklich die Aufgabe des Patienten sein, seine Informationen über das internet zu besorgen, oder?" (Pat. 7, Seite 15, Zeile 9 f.)

„Naja, teilsteils. Als sie mir die Diagnose vorstellten haben sie sich wirklich Zeit genommen und alle meine spontanen Fragen beantwortet. Aber dann habe ich mit meiner Frau gesprochen, im internet recherchiert und ein Arbeitskollege kannte einen Mann, der die gleiche Diagnose hat und der Arbeitskollege erzählte wirklich nur dramatische Dinge von seinem Kollegen.
Natürlich hatte ich dann weitere Fragen, aber niemand hatte mehr Zeit. „Ich habe Ihnen alle wichtigen Informationen gegeben!" war die Reaktion des Oberarztes, als ich ihn um ein Gespräch bat.
Also, ich verstehe ja, dass Herr Doktor eine Menge zu tun hat und nicht für Plaudereien zur Verfügung steht – dass er aber meine Ängste und Sorgen einfach ignoriert hat, war schon ein starkes Stück. Ich wusste ja durch meinen Arbeitskollegen, was alles schiefgelaufen kann. Da wird man doch noch mal fragen dürfen." (P 10, Seite 9, Zeile 34 ff.)

Diese drei Aussagen stehen stellvertretend für die Aussagen der anderen Patient:innen die befragt wurden. Spätestens wenn Nachfragen kamen, also wenn die Patient:innen die ersten Informationen bewertet und mit Angehörigen oder Freunden gesprochen oder sich im internet kundig gemacht hatte und dann weitere Fragen stellen wollten, waren die Mediziner:innen nur sehr selten bereit dazu.

10.7.3 Wann wurden Sie unzufrieden und was haben Sie unternommen?

Die 14 Patient:innen waren mit der Behandlung und/oder dem Ergebnis der stationären Behandlung nicht zufrieden, was letztlich dazu führte, dass sie einer Überprüfung durch die Schlichtungsstelle zustimmten.
Sie berichteten:

P.: „Also zu Anfang war ich ganz zufrieden, die Ärzte informierten mich während der Phase der Diagnostik, so dass ich ungefähr eine Vorstellung von dem hatte, in welche Richtung meine Beschwerden zu interpretieren wären. Dann kam die Frage, wie die Therapie nun sein soll, nachdem die Ärzte eine Diagnose gefunden hatten. Die Therapie wurde mir im klassischen Sinn „verordnet", also damit meine ich: man beteiligte mich nicht an der Auswahl einer Therapieoption. Man ging wohl davon aus, dass ich – weil Nichtmediziner – diese Entscheidung ohnehin nicht fällen könne und deshalb unterließ man es, mich zu fragen."
N.: „Und wie haben Sie reagiert?"
P.: „Ich habe die Stationsärztin genervt … immer wieder nachgefragt und auch gesagt, dass ich keine scharfen Medikamente wolle, sondern alternative Heilverfahren wünschen würde."
N.: „Und?"
P.: „Nix „und", die Assistenzärztin schob die Verantwortung auf den Oberarzt und der wieder auf den Chef – aber niemand sprach mit mir im Detail. Und dann kam, wovor ich Angst hatte: ich bekam massive Hautausschläge, die sich entzündeten und mehrere Monate nach meinem Stationsaufenthalt noch mit Cortison behandelt werden mussten. Die scharfen Medikamente habe meine Haut, auch und v. a. im Gesicht zerstört." (P 06, Seite 34, Z. 23 ff.)

P.: „Ich konnte anfangs gar nicht klagen, im Gegenteil, ich war eigentlich ganz positiv eingestellt und ging davon aus, dass ich nur wenige Tage in der Klinik bleiben musste. Wissen Sie, die haben meinen Oberschenkel geflickt, hatte ich mir beim Fahrradfahren gebrochen. Zwei,

drei Tage nach der Operation merkte ich tief im Gewebe so ein klop-
fen und bubbern, es begann zu zwicken und nach einem weiteren Tag
auch zu schmerzen. Ich sagte das gleich den Schwestern und dem
Stationsarzt, aber die wiegelten ab, ach, alles halb so schlimm. Der
Verbandswechsel wurde zur Tortur, ich konnte den nur mit starken
Schmerzmitteln ertragen. Dann entwickelte ich Fieber, ich wiederholte
immer wieder die gleichen Beschwerden, bis ein Auszubildender die
Vermutung äußerte ich könnte ja eine Entzündung haben. Noch einen
Tag später kam der Oberarzt und bestätigte den Verdacht; ich musste
noch einmal operiert werden und es entlud sich, wie mir der Assistenz-
arzt später sagte, etwa eine Tasse Eiter aus dem Operationsgebiet. Eine
Tasse!"
N.: „Also ich verstehe, dass Sie der Meinung sind, dass zu lange
gewartet wurde und man nicht auf Ihre Hinweise reagiert hat?"
P.: „Na klar, war ja völlig eindeutig, der Zusammenhang. Und, wissen
Sie, ich bin darüber empört, dass man mich wie einen Spinner behandelt
hat, nachdem der Abszess freigelegt wurde, sich niemand entschuldigt
hat. Das Fehler passieren, ist doch völlig normal – ich würde da keinen
Arzt oder keine Schwester irgendwie kritisieren. Wenn die wenigstens
„Entschuldigung" gesagt hätten, dann wären mir die 3 Wochen, die ich
deswegen länger im Krankenhaus liegen musste, leichter gefallen. Bis
heute habe ich Beschwerden, also Schmerzen, an der Stelle." (Pat. 14,
S. 23, Z. 4 f.)

P.: „Wann ich unzufrieden wurde? Eigentlich schon vom ersten Tag an.
Gespräche fanden eigentlich gar nicht statt, sondern man „verkündete"
mir, was ich hätte und was man zu tun gedächte. Mit „verkünden" meine
ich genau das: man kam zur Visite, sagte dann sowas wie, „So Herr
X, sie haben die und die krankhaften Befunde und wir fangen jetzt
mit der Therapie an." Und dann verschwand der Tross der Ärzteschaft.
Wissen Sie, ich bin erwachsen, man muss mich nicht wie ein Kleinkind
behandeln und verwirrt bin ich auch nicht, auch wenn ich schon 92
Jahre alt bin."
N.: „Und wie haben Sie auf diese Zustände reagiert?"

P.: „Ich habe die Leute genervt, die Schwestern gefragt, die Stations-
ärzte auf dem Flur angesprochen und auf ein vernünftiges Gespräch
gedrängt – aber es tat sich nichts. Dann bin ich zur Chefarztsekretärin
gegangen und habe um ein Gespräch mit dem Professor gebeten, der
aber leider verhindert war. Und so weiter und so fort."
N.: „Sie waren also nicht erfolgreich?"
P.: „Nein, mit dieser Methode kam ich nicht weiter, aber als ich
androhte, meinen Anwalt einzuschalten, reagierte man verschnupft und
befand, man könne mich jetzt auch wieder in meine Seniorenresi-
denz entlassen, die hätten ja Pflegepersonal, dass die Verbandswechsel
machen könnte."
N.: „Die Idee fand nicht ihre Zustimmung?"
P.: „Einerseits fand ich die Idee gut, aber den Pflegerinnen im Senioren-
heim traue ich die Verbandswechsel nicht zu – man weiß ja gar nicht,
wann die das letzte mal einen solchen gemacht haben." (Pat. 7, S. 4,
Zeile 34 f.)

Ähnliche Verhaltensweisen kritisieren alle der Befragten in ähnlicher Weise. Die
Patient:innen bemerken etwas, was ihnen unbekannt ist und sie sorgt, aber die
„Profis" gehen – nach Darstellung der Befragten – nicht oder zumindest nicht
genug darauf ein und so vermuten die Personen, dass hier ein Schaden deswegen
entstanden ist, weil nicht auf die Beschwerdeführer:innen gehört wurde.

Deutlich wurde auch, dass die befragten Personen den Ärzt:innen in irgend-
einer Weise fachliche Inkompetenz vorwarfen oder davon ausgehen, dass diese
unfehlbar seien. Aber sie fanden, dass Ärzt:innen sie häufig nicht als „Gesprächs-
partner:innen auf Augenhöhe" sehen würden, sondern sie irgendwann, spätestens
wenns um die Therapie geht, eher bevormunden und in vielen Aspekten eben
doch nicht „ernst" nehmen würden.

10.7.4 Was erwarteten Sie von der Schlichtungsstelle?

Die vierzehn befragten Patienten wurden durch die Verwaltungsleiter:innen über
die eingeschalteten Anwälte an die Schlichtungsstelle verwiesen. Niemand kannte
diese Möglichkeit und man erhoffte sich eine zügige klientenzentrierte Klärung
der Vorwürfe.

„Was ich erwartet habe? Oh, dacht ich, das ist ja super. Die haben eine Stelle wo mit Sachverstand und zügig meinem Vorwurf, also, Anzeige will ich das nicht nennen, nachgegangen wird. Natürlich gehe ich davon aus, dass das ganze Verfahren neutral abläuft." (Pat. 6, Seite 7, Zeile 5 f.)

„Ich ging erstmal davon aus, dass diese Schlichtungsstelle eine offizielle Behörde sei und eine Auseinandersetzung vor einem ordentlichen Gericht gar nicht zulässig sei. Aber mal davon abgesehen, ich ging davon aus, dass die Angelegenheit in beiderseitigem Interesse schnell, unbürokratisch und unabhängig bearbeitet wird." (P 3, S. 5, Zeile 17 f.)

„Von Behörden und halbstaatlichen Einrichtungen erwarte ich eigentlich nur Verwaltungskram, endlos ungenutzte Zeit, Standardaussagen, abwiegeln. Daher war ich erstmal erstaunt, dass die Schlichtungsstelle sich sehr schnell bei mir meldete, die zuständige Dame war sehr freundlich und zugewandt und versprach mir, dass wir das Thema sicher schnell gemeinsam abarbeiten könnten. Das hat mich positiv beeindruckt, doch, hätte ich nicht erwartet." (Pat. 9, S. 3, Z. 23 f.)

Die Patient:innen, die sich mit der Schlichtungsstelle in Verbindung setzten, waren also nicht grundsätzlich negativ gegen diese Institution eingestellt, erwarteten aber schnelle und unabhängige Hilfe und Unterstützung bei der Lösung der vorgetragenen Probleme.

10.7.5   Wie empfanden Sie das Procedere der Schlichtungsstelle?

Mit der doch insgesamt recht optimistischen und positiven Einstellung zur Schlichtungsstelle nahmen die Betroffenen den Kontakt auf und warten seit durchschnittlich 8,5 Monaten auf eine abschließende Reaktion.

„Mit einem Wort: unmöglich!" (Pat. 7, Seite 8, Zeile 1)

„Ich finde das Vorgehen entwürdigend. Ständig wird einem der Eindruck vermittelt, man sei zu blöd, man habe eh keine Chance gegen den Arzt, denn nur der könne ja entscheiden, was gut oder schlecht für mich als Patientin sei. Ständig werden irgendwelche neuen Unterlagen angefordert und als ich darum bat, meinen Hausarzt die gesamte Akte einschätzen zu lassen, wurde das verweigert, man habe die eigenen Gutachter. Was glauben Sie, was da für eine Vermutung in mir aufsteigt? Der berühmt-berüchtigte Vorwurf: „Eine Krähe hakt der anderen kein Auge aus." (Pat. 10, Seite 3, Zeile 9 ff.)

„Man hat ja schon viel erlebt, was die deutsche Bürokratie angeht. Aber die Krönung ist wirklich unsere Schlichtungsstelle. Papiere, Formulare bis zum Abwinken, immer der mehr oder weniger dezente, unterschwellige Hinweis, dass mir doch sicher klar sei, dass es sehr unwahrscheinlich sei, dass ich obsiegen würde. Darum ging es mir ja gar nicht, ich wollte, dass sich der behandelnde Arzt bei mir entschuldigt, einfach mir in die Augen sieht und sagt: „Entschuldigen Sie, es tut mir leid." (Pat 1, S. 14, Zeile 4 ff.)

„Ich warte und warte. Ja, ich will Schadensersatz und Schmerzensgeld haben und zwar nicht erst, wenn ich tot bin. In dieser Schlichtungsstelle wiehert der Bürohengst und man signalisiert mir, wie viel Zeit man in der Schlichtungsstelle habe und dass ich es als „Gnade" empfinden solle, dass man sich überhaupt um mein Anliegen kümmert. Und dann bekam ich zufälligerweise mit, dass das Anliegen irgendwelchen Gutachtern vorgelegt wird, ohne dass ich gefragt worden wäre, ob ich mit der Auswahl zufrieden sei oder selbst einen Gutachter benennen wolle. Also, da rede ich nicht mehr von „Neutralität", wirklich nicht. Da steht doch das Ergebnis der Klärung meines Falls schon fest." (Pat. 3, S. 14, Zeile 4 f.)

„Ich hatte ja gleich eine Anwältin eingeschaltet, aber dann hat man mich in der Klinik auf die Schlichtungsstelle aufmerksam gemacht und behauptet, das Verfahren sei auf jeden Fall schneller und da genügend Experten da arbeiten, wäre die Prüfung auch „ruckzuck" durch. Das habe ich Esel natürlich geglaubt, weil ich davon ausging, dass die Klinik auch ein Interesse daran haben würde, dass eine Klärung meines Vorwurfs von neutraler Stelle erfolgen würde. Dann stellte ich fest, dass die Stelle ja bei der Ärztekammer sitzt, das bedeutet ja schon mal, dass die „Neutralität" zumindest fraglich ist. Aber ich warte jetzt seit 7 Monaten und es hat sich nichts getan, man meldet sich nicht ... und ist nicht erreichbar. Letzte Woche habe ich dann doch die Anwältin ins Boot geholt." (Pat. 5, S. 22, Zeile 7)

Die Zitate machen die Problematik deutlich: die Patient:innen waren zu Beginn der Arbeitsaufnahme der Schlichtungsstelle froher Hoffnung, dass nun alles ganz schnell geklärt würde und stellen nun fest, dass davon keine Rede sein kann. Zudem ist einigen der Patient:innen relativ früh aufgefallen, dass sie keinen Einfluss auf die Auswahl der Gutachter:innen haben, was die Patient:innen sehr misstrauisch macht.

10.7.6 Was müsste aus Ihrer Sicht geändert werden?

Pat.: „Was man machen könnte? Oder was sich verändern müsste? Einerseits muss die Arbeit in den Kliniken so organisiert werden, dass die Ärzte und Schwestern auch wirklich Zeit für die Patienten haben. Damit geht's ja schon los. Ich unterstelle den Leuten, die im Krankenhaus diesen harten Job machen, dass sie das Beste für die Patienten wollen, aber dank des immensen Stresses keine Zeit haben und ständig am Limit arbeiten.
Dann glaube ich, müssen die Mitarbeiter im Krankenhaus auch lernen, dass ein Nachfragen durch einen Patienten oder ein Hinweis auf Schmerzen oder irgendetwas, was mir unbekannt ist, nicht bedeutet, dass wir die Ärzte für dumm halten oder sie angreifen wollen. Wir möchten gesund werden und wir Patienten sind dankbar dafür, dass es Menschen gibt, die uns helfen. Kritik ist doch nicht negativ, sie hilft uns doch, die Situation zu verbessern, uns weiterzuentwickeln und besser zu werden. Ich verstehe nicht, warum sich die Leute angegriffen fühlen.
Und bezogen auf die sog. Schlichtungsstellen: ich habe den Eindruck, dass die eher daran interessiert sind, dass der Patient, der es wagt, sich zu beschweren, ausgetrocknet werden soll. Er soll keine Lust mehr haben, das Verfahren weiter zu durchlaufen – deshalb läuft alles langsam und möglichst anonym, als ich kenne die Gutachter nicht. Dieser Murks gehört abgeschafft, zumindest raus aus den Kassenärztlichen Vereinigungen. Wirklich neutral kann ja nur jemand sein, der nicht die berufliche Kaste angegriffen sieht, wenn ich als Patient mal was sage. (Pat. 9, S. 34, Z. 4 f.)

„Also im Grunde geht's doch um Kritikkultur. Wenn ich als Patient meiner Verwunderung Ausdruck verleihe, weil ich unsicher bin und das, was ich spüre, nicht einordnen kann oder Schmerzen habe, die ich eigentlich ja nicht haben sollte oder sowas, dann kann es doch nicht sein, dass ich als Narr hingestellt werde. Und wenn meine Beschwerden so arg sind, dass sie mir niemand erklären kann, ich den Eindruck bekomme, da verheimlichen sie mir etwas, ja, dann müssen sich die Ärzte nicht wundern, wenn wir Patienten uns Gehör verschaffen. Wir sind doch alle keine Heiligen und wir alle machen Fehler. Natürlich ist das nicht schön, wenn dieser Fehler für den Patienten möglicherweise sogar lebensbedrohlich ist. Aber zunächst erwarte ich mal, dass sich für einen Fehler entschuldigt wird.

Und dann kann man sehen, wie man mögliche Schadensersatz- oder Schmerzensgeldansprüche regelt. Das Verwaltungsmonster „Schlichtungsstelle" kommt doch noch aus einer Zeit, als sich die Herrgötter in Weiß für unantastbar hielten und sie sich deshalb hinter ihrer kassenärztlichen Vereinigung verschanzen und einen Verwaltungszauber veranstalten, der meiner Meinung nach nur dazu dient, den Patienten zu verunsichern. Nein, die „Schlichtungsstellen" sind nicht mehr zeitgemäß, dass können im Bedarf ordentliche Gerichte regeln, die auch in anderen Fällen in der Lage sind, wirklich neutrale Experten einzubinden." (Pat. 6, S. 12, Z. 22 ff.)

„Also ich finde es grundsätzlich gut, dass die Ärzteschaft diese Schlichtungsstellen eingerichtet hat. Sie zeigen ja damit, dass sie grundsätzlich davon ausgehen, dass auch Ärzte Fehler machen können. Das ist erstmal positiv. Ich bin allerdings skeptisch, dass ich als Beschwerdeführerin, so sagen die da von der Ärztekammer immer, ich als Beschwerdeführerin keine Möglichkeit habe, eigene Gutachter zu berufen. So sagte man es mir jedenfalls bei der Schlichtungsstelle. Und wissen Sie, die Zeit, die die brauchen, um meinen Fall zu prüfen – da bin ich doch ziemlich erstaunt drüber: haben die so viele Beschwerden, die sie prüfen müssen, dass es so lange dauert oder steckt da ein Kalkül hinter – also ich will hier ja nicht schlecht reden." (Pat. 2, S. 14, Z. 4 ff.)

„Gut ist ja erstmal, dass es eine Institution gibt, die sich mit meiner Beschwerde offiziell beschäftigt und grundsätzlich denke ich, werden die Leute in der Schlichtungsstelle das auch sorgfältig tun. Was mich aber wirklich stört, ist die Dauer und der endlose Papierkram. Deutschland ist und bleibt ein kleinkarierter Verwaltungsstaat. Und natürlich wäre es besser, wenn auftretende Unsicherheiten und sich anbahnende medizinische Komplikationen besprochen werden könnten, ohne dass die Ärzteschaft sich gleich angegriffen fühlt, wenn eine Patientin einfach mal nachfragt." (P. 7, S. 9, Z. 21 f.)

10.7.7 Zwischenfazit

Die Aussagen zeigen, dass die Patient:innen froh sind, dass es die Möglichkeit gibt, Beschwerden zu bearbeiten. Sie bezweifeln allerdings die Neutralität und bemängeln, die Dauer der Verfahren der Schlichtungsbemühungen. Die Dauer der Verfahren führt zu Fantasien, dass die Schlichtungsstellen eigentlich dazu da wären, Patient:innen davon abzuhalten, ihren Beschwerden nachzugehen und irgendwann entnervt aufzugeben. Das ist natürlich nicht das Ziel der Arbeit der Schlichtungsstellen, aber es wird von manchen Patient:innen genauso empfunden.

10.7.8 Für die Praxis

Die Schlichtungsstellen müssen – so stellt sich die Situation aus den Berichten der Patient:innen dar – transparenter und vor allem schneller arbeiten und es muss überlegt werden, ob die Auswahl der „Gutachter:innen" nicht gemeinsam mit den Patient:innen und möglicherweise auch mit deren Hausärzt:innen getroffen werden könnte. Denn die Zustimmung zu einer wie auch immer gearteten Entscheidung der Schlichtungsstelle dürfte höher sein, wenn vorher bei der Auswahl der Gutachter:innen mitgewirkt wurde.

Diskussion 11

Die qualitative Untersuchung an den Mitarbeitenden der Kliniksleitungen, der Personalvertretungen und der Patient:innen sind unter verschiedenen Fragestellungen zu diskutieren.

11.1 Anspruchsdenken der Patient:innen?

Die Patient:innen beklagen, dass ihnen nicht selten unterstellt würde, sie hätten zu hohe Ansprüche an die Kliniken bzw. die Mitarbeitenden in den Einrichtungen. Zuletzt äußerte sich auch der Präsident der Landesärztekammer Hessen, Edgar Pinkowski und sprach von einer „Flaterate-Mentalität" (DÄB v. 26.02.2024) Die Interviews machen aber deutlich, dass die Patient:innen weder Halbgötter in Weiß erwarten, die keine Fehler machen, noch dass sie ständig und immer überhöhte Anforderungen an das System haben. Anspruchsvoll sind die heutigen Patient:innen allerdings hinsichtlich der Kommunikationskompetenz der Mediziner:innen. Dabei wird vor allem kritisiert, dass die Ärzteschaft sich immer sofort „angegriffen" fühle, wenn Patient:innen ihre Sorgen oder Ängste äußern oder wenn sie kritisch nachfragen.

Zur Lösung dieser Problematik ist sicher die Auseinandersetzung der Mediziner:innen mit den vier Formen des (Nicht)Wissens einerseits, als auch mit dem Konzept des Diskurses nach Foucault hilfreich: wie gehe ich als Arzt/Ärztin mit meinem (Nicht)Wissen um und wie informiere ich meine Patient:innen? Natürlich muss jeweils entschieden werden, in welcher Informationstiefe die Patient:innen im jedem Einzelfall „informiert" werden und wo bestimmte Detailinformationen weggelassen werden können, was aber wieder die Gefahr birgt, dass gerade diese *eine* Information, die weggelassen wurde, später – z. B. beim Auftritt einer Komplikation – die wichtigste Information gewesen wäre.

K. Neander, *Streitschlichtungsverfahren in Kliniken*, BestMasters, https://doi.org/10.1007/978-3-658-49077-5_11

Transparenz statt Konkurrenz könnte man zusammenfassen: Patient:innen sind heute sehr viel besser informiert als noch vor zwanzig Jahren, jedenfalls gehen sie davon aus, dass das so sei. Und das gilt sicher für Patient:innen mit den extrem seltenen Erkrankungen, die ein:e Mediziner:in vielleicht einmal im Leben gesehen hat – in solchen Fällen sind die Betroffenen „Expert:innen in eigener Sache". Die Informationen, die Patient:innen sich im internet zusammensuchen, müssen aber in einen gesamtwissenschaftlichen Rahmen eingebunden und dann auf den/die Patient:in „runtergebrochen" werden und das ist die Aufgabe der Mediziner:innen. Sie tun sich also selbst einen Gefallen, wenn sie die Patient:in ernst nehmen mit ihrem „Wissen", gleichzeitig deren vorliegende Informationen aber einordnen, gewichten und erläutern.

11.2   Kommunikation

Es gibt Hinweise darauf, dass Stress das Arbeitsgedächtnis, Entscheidungsprozesse oder kognitive Kontrollprozesse, verändern kann. So zeigen zum Beispiel Daten aus Untersuchungen von Kalbe, Bange, Lutz & Schwabe (2020), „dass detaillierte Informationen über einen bevorstehenden Stressor (…) das Gedächtnis für belastende Ereignisse abschwächt." Mit anderen Worten: Die Klient:innen, die sich zweifelsohne im Stress befinden, wenn sie in der Klinik sind und sich mit ihrer Krankheit und deren Therapie auseinandersetzen müssen. Vor diesem Hintergrund wird deutlich, dass viele Informationen, die die Mediziner:innen den Klient:innen über Behandlungsoptionen und deren Bewertung im „Stress-Nirvana" untergehen. Später wissen die Patient:innen tatsächlich nicht, was ihnen gesagt wurde. Und so ist die Bedeutung des zweiten Schritts der Beratung (Option-Talk) nicht zu unterschätzen und deshalb ist es unerlässlich, dass die Behandlerinnen sich vergewissern, dass die Informationen „angekommen" sind. Diese Vergewisserung darf nicht nur direkt im bzw. zum Ende des Beratungsgespräches erfolgen, sondern möglicherweise auch am Folgetag oder jedenfalls zu einem späteren Zeitpunkt.

Einige Patient:innen erwarten auch heute noch, dass Ärzt:innen alles wissen und eindeutig und klar beraten, also deutliche „Behandlungsvorschläge" machen, die die anderen möglichen Optionen definitiv ausschließen. Es ist sicher im Sinne der Konfliktvermeidung hilfreich, wenn die Behandler:innen diesen Patient:innen gegenüber sehr klar kommunizieren, wie sie zu ihrem Wissen / Nichtwissen stehen und was das in der Beratung zum Beispiel für die Therapieauswahl bedeuten könnte (Transparenz).

11.3 Konfliktmanagement

Das Konfliktmanagement in seinen verschiedenen Facetten wurde in besonderer Weise beleuchtet, dabei ist nach Ansicht des Verfassers sehr deutlich geworden, dass hier noch deutliche Defizite zu verzeichnen sind. Konflikte, egal ab welcher Konfliktstufe, sind eben nicht – wie immer behauptet wurde – mit dem gesunden Menschenverstand zu lösen, weil Konflikte eben nicht nur auf der Sachebene abspielen, sondern immer auch auf der emotionalen Ebene und die lässt sich mit dem „gesunden Menschenverstand" eben nicht so einfach „fassen".

Die Literatur, als auch die dieser Veröffentlichung zugrunde liegende Untersuchung, verdeutlichen, dass die Ursache für einen Konflikt, einerseits in der ungleichen Bewertung dessen, was den Patient:innen angeblich gesagt oder nicht gesagt wurde. Andererseits sind die Klient:innen heute längst nicht mehr der Ansicht, dass es keine Fehler in der Diagnostik oder Therapie geben kann oder darf. Sie sind aufgeklärt genug zu akzeptieren, dass unterschiedliche Gründe dafür vorliegen können, warum eine Therapie nicht so angeschlagen hat, wie sie sich das vorgestellt und erhofft haben. Durch die beschriebenen, stressbedingten kognitiven Einflüsse bei den Klient:innen einerseits, des daraus möglicherweise resultierenden mangelnden Wissens der Betroffenen und deren An- und Zugehörigen andererseits, entwickelt sich immer dann eine Konfliktdynamik, wenn die Mitarbeitenden der Klinik sich aus der Sicht der Betroffenen kontraproduktiv verhalten. Die Betroffenen erwarten eine Entschuldigung, ggfs. auch für ein Faktum, dass die Behandler:innen selbst gar nicht zu verantworten haben, zum Beispiel auch dann, wenn ein Medikament nicht so anschlägt, wie es im Beratungsgespräch erwartet wurde.

Die Konfliktverhinderung sollte das Ziel der Kommunikation zwischen Klient:innen und Mitarbeitenden der Klinik sein.

Die Patient:innen erwarten ein professionelles Konfliktmanagement, dass nicht „zufällig" funktioniert und zwischen Tür und Angel erfolgt.

Argumente für ein professionelles Konfliktmanagement

12

Die wichtigsten Argumente für die Implementierung eines professionellen Konfliktmanagement werden hier noch einmal plakativ zusammengefasst:

- Konflikte sollten vermieden werden, d. h. der Beratungsablauf muss strukturiert sein und beinhaltet auch, dass sich die Behandler:innen vergewissern, dass die häufig gestressten Klient:innen wirklich verstanden haben, was miteinander besprochen wurde.
- Konflikte lassen sich nicht mit dem „gesunden Menschenverstand" allein lösen, denn Konflikte entstehen eben nicht nur auf der Sachebene, sondern besonders auch auf der Beziehungseben. „Jede Kommunikation hat einen Inhalts- und einen Beziehungsaspekt, wobei letzterer den ersten bestimmt." (Watzlawick 2000: 64)Die „Beziehungsebene" wird von Patient:innen unterschiedlich eingefordert, sie ist aber für jede Kommunikation von grundlegender Bedeutung. Es bedarf also einer konkreten Konfliktanalyse und eines empathischen, strukturellen Vorgehens, um einen Konflikt zu lösen, denn: Gefühle lassen sich nicht wegdiskutieren.
- Die Kosten, die entstehen, weil Konflikte nicht gelöst werden oder eskalieren sind enorm hoch: sie entstehen nicht nur dadurch, dass Mitarbeitende möglicherweise das Unternehmen verlassen, sie entstehen auch durch Reibungsverluste, erhöhte Fehlerquote und deutlich gestiegene Krankheitsausfälle.
- Ein gutes und erfolgreiches Konfliktmanagement erhöht die Arbeitszufriedenheit und die Produktivität eines Unternehmens und erhöht das Image des Betriebes (Leitbild).
- Das Aktionsbündnis Patientensicherheit gibt in ihrer Broschüre „Reden ist Gold" (APS 2017) wertvolle Hinweise.

K. Neander, *Streitschlichtungsverfahren in Kliniken*, BestMasters,
https://doi.org/10.1007/978-3-658-49077-5_12

Literatur

Aktionsbündnis Patientensicherheit (APS): Pressemitteilung vom Februar 2023. Microsoft Word – Pressestatement APS Sicherheit medizinische Behandlungen (aps-ev.de) (2024-04-14

Aktionsbündnis Patientensicherheit (Hrsg.) (2017): Reden ist Gold – Kommunikation nach einem Zwischenfall. APS_Reden_ist_Gold_2017.pdf (aps-ev.de) (2024-04-14)

Alder, J., Christen, R., Zemp, E., Bitzer, J. (2007): Communication skills training in obstetrics and gynaecology: whom should we train? A randomized controlled trial. Arch Gynecol Obstet 276: 605–612.

Arendt, H. (2017): Macht und Gewalt. München: Piper, 26. Auflage, Deutsche Erstausgabe

Barlösius, E. (2011): Pierre Bourdieu, Frankfurt/M.: Campus

Becker, C., Gross, S., Gamp, M., Beck, K. et al. (2022): Patients' Preference for Participation in Medical Decision-Making: Secondary Analysis of the BEDSIDE-OUTSIDE Trial. J Gen Intern Med 38(5):1180–9 https://doi.org/10.1007/s11606-022-07775-z

Belardi, N. (2020): Supervision und Coaching. Freiburg: Lambertus

Bendsen, B. (2015): Patientenorientierte Kommunikation – auch in schwierigen Situationen und Stress, in: Fischer, A. (Hrsg.): Servicequalität und Patientenzufriedenheit im Krankenhaus. Berlin: Medizinische Wissenschaftliche Verlagsanstalt, S. 8–106

Bertelsmannstiftung (2014): Partizipative Entscheidungsfindung beim ArztAnspruch und Wirklichkeit. https://www.bertelsmann-stiftung.de/filead-min/files/BSt/Publikationen/GrauePublikationen/VV-PmW-PEF.pdf (2024-01-10)

Bieber, C., Gschwendtner, K., Müller, N., Eich, W. (2016): Partizipative Entscheidungsfindung (PEF) – Patient und Arzt als Team. Psychother Psych Med (66): 195–207

Bieber, C., Müller, K.G., Blumenstiel, K., Hochlehnert, A., u.a. (2008): A shared decision-making communication training program for physicians treating fibromyalgia patients: effects of a randomized controlled trial. J Psychosom Res 64: 13–20

Borgetto, B. (2006). Zum Wandel der generellen gesellschaftlichen Erwartungen an Arzt und Patient. In: K.-S. Rehberg (Hrsg.), Soziale Ungleichheit, kulturelle Unterschiede: Verhandlungen des 32. Kongresses der Deutschen Gesellschaft für Soziologie in München. Teilbd. 1 und 2 (S. 1965–1975). Frankfurt am Main: Campus Verl. https://nbn-resolving.org/urn:nbn:de:0168-ssoar-144096

Bourdieu, P. (1992): Rede und Antwort. Frankfurt/M.: Suhrkamp

Bundesärztekammer (2022): Statistische Erhebung der Gutachterkommissionen und Schlichtungsstellen für das Statistikjahr 2022. Behandlungsfehler-Statistik 2022 (aerztekammern-schlichten.de) (2024-01-10)

Bundesärztekammer (BÄK) (Hrsg.) (2013): Gutachterkommissionen und Schlichtungsstellen bei den Ärztekammern. Ein Wegweiser. Berlin

Bundesverband Mediation e.V.: Bundesverband Mediation e.V.: Was ist Mediation (bmev.de) (2024-06-27)

Carl, E. (2017): Mediationsgesetz – Standards für das Mediationsverfahren, in: Tranczek, Bernin, Lenz & Will, a.a.O., S. 484–495

Cosmides, L., Tooby, J., Fiddick, L., & Bryant, G. A. (2005). Detecting cheaters. Trends in Cognitive Sciences, 9, 505–506

Deppert, K. (2017): Unabhängig und objektiv: Die Arbeit der Gutachter- und Schlichtungsstelle. Hess. Ärzteblatt 78 (11): 619 ff.

Deutsch, E., Spickhoff, A. (2014): Medizinrecht. Berlin: Springer, 7. Auflage

Deutsche Gesellschaft für Schmerzmedizin (DGS) (2024): Zur Regelung des ärztlich assistierten Suizids in Deutschland, in: Schmerzmedizin 40 (1): 43–44

Deutsches Ärzteblatt (DÄB) (2021): UPD sieht Handlungsbedarf bei vermuteten Behandlungsfehlern. UPD sieht Handlungsbedarf bei vermuteten Behandlungsfehlern (aerzteblatt.de) (2024-01-10)

Deutsches Ärzteblatt (DÄB) vom 26.02.2024: Pinkowski kritisiert Anspruchsdenken von Patienten, Pinkowski kritisiert Anspruchsdenken von Patienten (aerzteblatt.de) (2024-04-18)

DGSv – Deutsche Gesellschaft für Supervision, 2008. *Supervision – ein Beitrag zur Qualifizierung beruflicher Arbeit* [online]. Köln: DGSv, Juni 2008, 6. überarbeitete Auflage [Zugriff am: 19.02.2024]. Verfügbar unter: http://www.noll-supervision.de/pdf/sv-grundl agen.pdf

Dierks, M.-L.; Martin, S.; Schienkiewitz, A. (2001): Der informierte Patient in den Institutionen des Gesundheitswesens – Partner oder Störfaktor? in: Dierks, M.-L., Bitzer, E.-M., Lerch, M., Martin, S., Röseler, S., Schienkiewitz, A., Siebeneick, S., Schwartz, F.-W. (Hrsg.): Patientensouveränität – Der autonome Patient im Mittelpunkt. Arbeitsbericht Nr. 195 des Instituts für Sozialmedizin, Epidemiologie und Gesundheitssystemforschung (ISEG), S. 90 ff.

Doms, T. (1981): Die ärztlichen Gutachterkommissionen und Schlichtungsstellen. NJW 34: 2489 ff.

Duus-von Werdt, J. (2011): Einführung in die Mediation. Heidelberg: Carl Auer, 2. Auflage

Eberhard, L. (1987): Selbstverständnis, Anspruch und Verfahrenspraxis der ärztlichen Gutachterkommissionen und Schlichtungsstellen. Frankfurt / M.: Peter Lang

Eidenschink, K. (2024): Die Kunst des Konfliktes. Heidelberg: Carl Auer, 3. Auflage

Elwyn, G., Durand, M.A., Song, J. et al (2017 A three-talk model for shared decision making: multistage consultation process | The BMJ (2024-03-01)

Ewig, E. (2016): Mediation im Gesundheitswesen, in: Haft, F., v. Schlieffen, K. (2016): Handbuch Mediation. München: Beck. 3., vollständig neubearbeitete Auflage.

Fischer, A. (2015): Service und Patientenorientierung, in: diess. (Hrsg.): Servicequalität und Patientenzufriedenheit im Krankenhaus. Berlin: Medizinische Wissenschaftliche Verlagsanstalt, S. 8–106

Foucault, M. (1988): Die Geburt der Klinik. Frankfurt/M.: Suhrkamp, 3. Auflage

Foucault, M. (1997): Der Wille zum Wissen. (Sexualität und Wahrheit, Bd. 1) Frankfurt/M.: Suhrkamp

Foucault, M. (2013): Analytik der Macht. Frankfurt/M.: Suhrkamp

Foucault, M. (2013): Die Maschen der Macht, in: ders.: Analytik der Macht. Frankfurt/M.: Suhrkamp, S. 220 ff.

Foucault, M. (2023): Die Ordnung des Diskurses. Frankfurt/M.: Fischer, 17. Auflage

Frahm, W. (2019): Der Sachverständigenbeweis im Arzthaftungsprozess. MedR 37: 117–125

Fritz, R. (2013): Mediation – Nicht immer gleich zum Arzt rennen. Deutsches Ärzteblatt 110 (51–52): A 2503–2504

Fröhlich, G., Rehbein, B. (Hrsg.): Bourdieu-Handbuch. Stuttgart: Melzer

Gaidzik, P.W. (2011): Die Kompetenz des Rechtsmediziners im Arztstrafrecht, in: Arbeitsgemeinschaft Rechtsanwälte im Medizinrecht e.V.

Gambashidze, N., Blum, K., Rösner, H., Schmiedhofer, M., Stramez, R., Weigl, M. (2022): KHaSiMiR 21 – Krankenhausstudie zur Sicherheit durch Management innerklinischer Risiken 2021–22. KHaSiMiR_Abschlussbericht_Teil-II.pdf (aps-ev.de) (2024-04-17)

Gehrlach, C., Güntert, B. (2015): Erwartungen & Patientenzufriedenheit im Krankenhaus: Konstruktion und Anwendung einer erwartungsbasierten Erfahrungstypologie und deren Nutzung im Rahmen des Qualitäts- und Erwartungsmanagements, Zeitschrift für Evidenz, Fortbildung und Qualität im Gesundheitswesen (109)8: 585–593

Glanzmann, P. (2018): Zivilprozessordnung (ZPO), in: Bergmann, K.O., Pauge, B., Steinmeyer, H.-D. (Hrsg.): Gesamtes Medizinrecht. Baden-Baden: Nomos, 3. Auflage, S. 194–2143

Glasl, F (2017): Eskalationsdynamik sozialer Konflikte, in: Trenczek, Berning, Lenz, Will: a.a.O., S. 81–91

Gläßer, U. (2016): Mediative Interventionen, in: Haft, F., von Schlieffen, K. (Hrsg.): Handbuch Mediation. München: Beck, S. 357–388

Hamburger Ärztekammer (HÄK) (2019): Information zum Einlegen einer Beschwerde. Informationen_zum_Einlegen_einer_Beschwerde.pdf (aerztekammer-hamburg.org) (2024-01-10)

Härter, M. (2024): Partizipative Entscheidungsfindung (PEF) – Dorsch – Lexikon der Psychologie (hogrefe.com) (2024-04-17)

Hattemer, S.B.K. (2012): Mediation bei Störungen des Arzt-Patienten-Verhältnisses. Springer: Berlin

Herringer, N. (2014): Empowerment in der Sozialen Arbeit. Stuttgart: Kohlhammer, 5., erweiterte und aktualisierte Auflage

Hoefert, H.-W., Klotter, C. (Hrsg.) (2011): Wandel der Patientenrolle – Neue Interaktionsformen im Gesundheitswesen. Göttingen: Hogrefe

Jansen, T., Schlippe, A.v., Vogd, W. (2015): Kontexturanalyse – ein Vorschlag für rekonstruktive Sozialforschung in organisationalen Zusammenhängen. Forum Qualitative Sozialforschung 16: 1

Jobst, H.A. (2019): Das Sachverständigen(un)wesen in der Arzthaftung, in: Arbeitsgemeinschaft Rechtsanwälte im Medizinrecht e.V. (Hrsg.) 25 Jahre Arbeitsgemeinschaft – 25 Jahre Arzthaftung – Von der Krähentheorie bis zum groben Behandlungsfehler. Berlin: Springer

Kalbe, F., Bange, S., Lutz, A., Schwabe, L. (2020): Expectancy Violation Drives Memory Boost for Stressful Events. Psychological Science 31 (11): 1409–1421 Expectancy Violation Drives Memory Boost for Stressful Events (sagepub.com) (2024-04-14)

Kammler, C., Parr, R., Schneider, U.J: (Hrsg.) (2014): Foucault-Handbuch. Stuttgart: Metzler

Keller, R., Poferl, A. (1993): Habermas und Müll – Zur gegenwärtigen Konjunktur von Mediationsverfahren (nicht nur) in den Sozialwissenschaften. Wechselwirkung 68: 34–40

Keshtkar, L., Bennett-Western, A., Khan, A.S. et al (2025): Impacts of Communication Type and Quality on Patient Safety Incidents: A Systematic Review. Annals of Internal Medicine (2025; https://doi.org/10.7326/ANNALS-24-02904

Koch-Gromus, U., Kreß, H. (2012): Arzt-Patienten-Verhältnis. Bundesgesundheitsbl. 55 (9): 1081–1084

KPMG Wirtschaftsprüfungsgesellschaft AG (Hrsg.) (2009): Konfliktkostenstudie. Frankfurt/ M. Konfliktkostenstudie. Die Kosten von Reibungsverlusten in Industrieunternehmen. – KPMG_Konfliktkostenstudie.pdf (christianehuismans.de) (2024-03-27)

Landesärztekammer Hessen (LAEKH): Wegweiser für das Verfahren vor der Gutachter- und Schlichtungsstelle der Landesärztekammer Hessen. GuS_Flyer.pdf (laekh.de) (2024-01-10)

Laufs, A., Kern, B.-R., Rehborn, M. (Hrsg.): Handbuch des Arztrechts. München: Beck, 5. Auflage

Loh, A., Simon, D. (2009): Gemeinsame Entscheidungsfindung von Arzt und Patient – Das Konzept des „shared decision making". In: Langer, Th., Schnell, M.W. (Hrsg.): Das Arzt-Patient Patient-Arzt Gespräch. München: Marseille Verlag. S. 143–152

Loh, A., Simon, D., Kriston, L., Härter, M. (2007): Patientenbeteiligung bei medizinischen Entscheidungen. Dtsch Arztebl 2007; 104(21): A1483–8.

Luhmann, N. (1984): Soziale Systeme. Frankfurt/M.: suhrkamp

Matthias, H., Gouthier, J., Tunder, R. (2011): Die Empowerment-Bewegung und ihre Auswirkungen auf das Gesundheitswesen, in: Hoefert, H.-W., Klotter, C. (Hrsg.) (2011): Wandel der Patientenrolle – Neue Interaktionsformen im Gesundheitswesen. Göttingen: Hogrefe

Medizinischer Dienst (MD) (2022): Behandlungsfehlerbegutachtung 2022: Immer wieder die gleichen Fehler. https://www.medizinischerdienst.de/aktuelles-presse/meldungen/art ikel/behandlungsfehlerbegutachtung-2022 (2023-01-10)

Messer, M. (2013): Shared decision-making – Kein Thema für die Pflege? Pflegewissenschaft 15 (5): 261–267

Montada, L. (2019): Von der Empörung zur Gewalt. SdM 79 (2019): 4: 27–29

Montada, L., Kals, E. (2007): Mediation – Ein Lehrbuch auf psychologischer Grundlage. Weinheim: Belz, 2. Auflage

Müller, H., Müller, B., Schwappbach, D., Hirsch, K. (2021):TK-Monitor Patientensicherheit: Erlebte Patientensicherheit aus Sicht der Bevölkerung. Eine bevölkerungsrepräsentative Befragung zum Stand der Sicherheit in der medizinischen Versorgung. Schwerpunkte: Long COVID, Schwerwiegende Ereignisse („never events"), CIRS Berichts- und Lernsysteme. Hamburg. 2021—tk-monitor-patientensicherheit-data.pdf (2024-04-17)

Nassehi, A. (2017): Die letzte Stunde der Wahrheit. Kritik der komplexitätsvergessenen Vernunft. Hamburg: Murmann

Neander, Kl.-D. (2019): Streitschlichtungsverfahren in Kliniken – Stellenwert und Perspektiven von Mediation. Unveröff. Masterarbeit, FernUniversität Hagen

Neander, Kl.-D. (2024): Empathie – wichtiges soft-skill im Beruf, in: Fichtner-Rosada, S., Heupel, T., Hohoff, C., Heuwind-Eckerland, J. (2024): European Year of Skills, Berlin: Springer

Neander, Kl.-D., Meis, Th., Reichert, H., Rummer-Löns (2018): „Mediation" als Möglichkeit zur professionellen Streitschlichtung im Gesundheitswesen. Welter der Krankenversicherung 7 (5): 119–121

Neu, J. (2014): Haftungsfragen – Der Arzthaftungsprozess. Saarländisches Ärzteblatt 67 (1): 11

Neumann, S. (2015): Benötigt klinisches Risikomanagement ein strukturiertes Konfliktmanagement? Bundesgesundheitsbl. 14 (58): 74–79

Norris, C. J. (2021). The negativity bias, revisited: Evidence from neuroscience measures and an individual differences approach. Social Neuroscience, 16(1), 68–82

Novak, P. (2015): Gesundheit, Partizipation und Empowerment im Gespräch zwischen Arzt und Patient. Dystonie Rundblick, Österreichische Dystonie Gesellschaft, Sommer 2015, S. 12–14 https://jasmin.goeg.at/359/1/Rundblick%20Sommer%202015_Gesundheit%20Partizipation%20und%20empowerment.pdf (2024-01-10)

Odrig, J. (2020): Schlichtung als geeignetes Konfliktlösungsverfahren. ZKM 23 (1) 13–17

Parsons, T. (1958): Struktur und Funktion der modernen Medizin. Eine soziologische Analyse. Kölner Zeitschrift für Soziologie und Sozialpsychologie, Sonderheft 3, S. 10–57

Patienten-Verband (2019): Schlichtungsstellen? Nein-danke. Schlichtungsstellen? – NEIN, DANKE – Allgemeiner Patienten-Verband e.V. (2024-01-10)

Pilarz, H. (2009): Mediation trifft Medizin – Konflikt auf Augenhöhe. Deutsches Ärzteblatt 106 (3): A 103–104

Popitz, H. (2009): Phänomene der Macht. Tübingen: Mohr-Siebeck

Pühl, H. (2017): Supervision in der Mediation, in: Trenczek, T., Berning, D., Lenz, C., Will, H.-D. (Hrsg.): Mediation und Konfliktmanagement. Baden-Baden: Nomos, 2. Auflage

PWC AG & Europa-Universität Viadrana Frankfurt (Hrsg.) (2016), Gläßer, U., Kirchhoff, L.: Konfliktmanagement in der deutschen Wirtschaft, Frankfurt/M. PwC_EUV_KMS-Studie-V_161014_final.pdf (europa-uni.de) (2024-03-27)

Quaas, M. (2018): Grundzüge es Rechts der Krankenhausfinanzierung, in: Quaas, M., Zuck, R., Clemens, T., Gokel, M. (Hrsg.) (2018): Medizinrecht. München: Beck, S. 610–706

Redlich, A. (2015): Konfliktregelung zwischen Nähe und Distanz. Konfliktdynamik (4) 1: 4–5

Rehbein, B., Saalmann, G. (2009): Habitus, in: Fröhlich, G., Rehbein, B. (Hrsg.): Bourdieu-Handbuch. Stuttgart: Melzer, S. 110–118

Rosenberg, M.B. (2013): Gewaltfreie Kommunikation. Junfermann: Paderborn, 11. Auflage

Rozin, P., & Royzman, E. B. (2001). Negativity bias, negativity dominance, and contagion. Personality and Social Psychology Review, 5(4), 296–320.

Ruoff, M. (2007): Foucault-Lexikon. Paderborn: W.Fink

Schmidt, K. (2016): Entstehung und Bearbeitung von Konflikten, in: Haft & Schlieffen, a.a.O., S. 209–224

Scholl, I., Kriston, L., Härter, M. (2011): PEF-FB-9 – Fragebogen zur Partizipativen Entscheidungsfindung (revidierte 9-Item-Fassung). Klin. Diagnostik u. Evaluation 4: 46–49

Siegrist, J. (2012): Die ärztliche Rolle im Wandel. Bundesgesundheitsbl. 55 (9): 1100–1105

Simon, M (2017): Das Gesundheitssystem in Deutschland – Eine Einführung in Struktur und Funktionsweise. Bern: Hogrefe, 6., vollständig aktualisierte und überarbeitete Auflage

Smith, R.C., Lyles, J.S., Marshall, A.A. u.a. (2015): A strategy for improving patient satis-
faction by the intensive training of residents in psychosocial medicine: a controlled,
randomized study. Acad Med 70:729–32

Stein, T. (2024): Arbeitsgesundheit und Beziehungsqualität durch Mediation. Springer:
essentials

Strametz, R. (2022): Sicherheitskultur als Garant für Mitarbeitersicherheit, in: Hecker,
R., Aktionsbündnis Patientensicherheit (APS) (Hrsg.): Risiko- und Sicherheitskultur im
Gesundheitswesen. Berlin: Medizinisch Wissenschaftliche Verlagsgesellschaft, S. 30–38

Tamm, M. (2018): Außergerichtliche Streitbeilegung bei der Arzthaftung: Hat die Mediation
neben der Schlichtung eine Chance? GesundheitsRecht 16 (12): 764–768

Trenczek, T., Berning, D., Lenz, C., Will, H.-D. (Hrsg.) (2017): Mediation und Management.
Baden-Baden: Nomos

Tröndle, J. (2017): Mediation – nicht nur ein Verfahren. In: Kriegl-Schmidt, K. (Hrsg.):
Mediation als Wissenschaftszweig. Wiesbaden: SpringerVS, S. 33–42

Ulsenheimer, K. (2019): §114 Die ärztlichen Schieds- und Gutachterstellen, in: Laufs, A.,
Kern, B.-R., Rehborn, M. (Hrsg.): Handbuch des Arztrechts. München: Beck, 5. Auflage

UPD Patientenberatung Deutschland (Hrsg.) (2018): Patientenmonitor 2018. Berlin

Vincent, C., Young, M., Phillips, A. (1994): Why do people sue doctors? A study of patients
and relatives taking legal action. Lancet 343 (8913): 1609–1613

Vincent, C., Young, M., Phillips, A. (1994): Why do people sue doctors? A study of patients
and relatives taking legal action. Lancet 343 (8913): 1609–1613

Von Schlippe, A. (2022): Das Karussell der Empörung. Göttingen:V & R

Watzlawick, P., Beavin, J.H., Jackson, D.D. (2020): Menschliche Kommunikation. Formen,
Störungen, Paradoxien. Bern: Huber, 10. Auflage

Wendburg, F. (2013): Der Schutz der schwächeren Partei in der Mediation. Tübingen:
Mohr Siebeck

Wendt, D.H. (2018): Konfliktmanagement und Mediation in der Versicherungswirtschaft.
Schlichtungsstellen im Bereich Arztpflicht. Rn. 7, in: Kowait, J., Gläßler, U (Hrsg.):
Mediationsgesetz – Handkommentar. Baden-Baden: Nomos, 2. Auflage

Wilkesmann, M., Steden, S. (2019): Nichtwissen stört mich (nicht). Zum Umgang mit Nichtwissen in Medizin und Pflege. Berlin: Springer

Zich, K., Tisch, T. (2018): Krankenhausqualität aus Patientensicht – Untersuchung auf Basis
der PEQ-Daten der Weißen Liste. Gütersloh: Bertelsmann https://www.bertelsmann-
stiftung.de/fileadmin/files/BSt/Publikationen/GrauePublikationen/VV_Studie_KhQual
itaet_PatSicht_dt_final.pdf (2024-04-14)

The manufacturer's authorised representative in the EU is Springer
Nature Customer Service Centre GmbH, Europaplatz 3, 69115 Heidelberg,
Germany. If you have any concerns regarding our products, please
contact ProductSafety@springernature.com

Printed and bound by CPI Group (UK) Ltd, Croydon, CR0 4YY
29/04/2026
02099461-0003